긴강을 찾고 싶은 사람들에게 주는
동아줄 같은 책!

왜 아픈지 모르는 당신에게

바른 자세 인간

※ 이 자세의 잘못된 점을 찾으시오.

KOONJA

왜 아픈지 모르는 당신에게

바른 자세 인간

첫째판 1쇄 인쇄 2022년 06월 24일
첫째판 1쇄 발행 2022년 07월 04일

지 은 이 김진원, 배유리, 최유남
발 행 인 장주연
출 판 기 획 한인수
책 임 편 집 임유리
편집디자인 정다운
표지디자인 신지원, 이은경
발 행 처 군자출판사(주)
등록 제 4-139호(1991. 6. 24)
(10881) 파주출판단지 경기도 파주시 회동길 338(서패동 474-1)
전화 (031) 943-1888 팩스 (031) 943-0209
www.koonja.co.kr

ISBN 979-11-5955-870-2
정가 15,000원

왜 아픈지 모르는 당신에게

바른 자세 인간

저자 프로필

김진원

서울재활병원 통증치료 팀장

국민대학교 운동처방학 석사졸업 및 박사과정

근골격계질환 치료 및 재활전문가

배유리

연세대학교 물리치료학과 졸업

서울재활병원 주임치료사

운동손상, 필라테스, 체형관리전문가

최유남

재활의학과 전문의

전)서울재활병원 진료부장

전)BBS academy 부회장

저자 서문

우리, 건강과 바른 자세에 관한 책 만들어볼까요? 장난스럽게 했던 이야기가 고마운 사람들의 도움으로 이렇게 결실을 보게 되었습니다. 도움을 주신 분들에게 먼저 감사의 말을 전합니다.

이 책에서는 수술이 필요한 정도의 질병에 대해서 다루지는 않습니다. 제목에서 알 수 있듯이, 바른 자세가 무엇인지부터 시작하여 코어 근육을 지키는 방법, 발과 무릎 관절 관리법, 어깨와 목의 관련성, 생활습관, 그 외의 자세에 대한 다양한 이야기 등을 추려서 담았습니다. 특히, 지하철이나 집에서 쉽게 할 수 있는 동작들과 살아가면서 한 번쯤 궁금했을 만한 내용으로 구성했습니다.

'건강한 삶'이라는 퍼즐을 완성하기 위해서는 다양한 전문가의 도움도 필요하지만, 가장 중요한 것은 '나'라는 조각입니다. 수월하게 퍼즐을 맞추기 위해서는 내가 나의 몸에 대해 더 잘 알아야 합니다. 그 여정에 이 책이 작은 도움이 되었으면 하는 마음입니다.

책을 읽고 나면 발바닥의 아치가 왜 중요한지, 내가 신은 신발이 자세에 어떤 영향을 미치는지, 짝다리를 하면 왜 허리가 아픈지 등에 대해 알 수 있으며, '건강한 삶'에 조금 더 가까워질 것입니다.

'나비효과'라는 말을 들어보셨나요? 작은 나비의 날갯짓이 지구 반대편에서 태풍을 일으킬 수 있다는 이론입니다. 사소한 변화가 전체에 막대한 영향을 줄 수 있다는 뜻이지요. 우리 몸도 마찬가지입니다. 자세를 조금 바꾸는 것만으로도 긍정적이든 부정적이든 몸은 반드시 달라집니다. 한쪽 손이나 발을 다쳤을 때 반대쪽 허리나 어깨가 아픈 경험이 있었던 분은 이해하기 쉬울 것입니다.

이렇게 우리 몸은 서로 밀접하게 관련되어 있습니다. 우리는 몸의 '긍정적인 변화'를 위해 노력해야 합니다. 그 첫걸음이 바로 '바른 자세'라고 할 수 있습니다. 그동안 익숙했던 자세와 습관을 바꾸는 것은 물론, 쉽지 않습니다. 하지만 조금씩 쌓은 노력은 언젠가는 반드시 보답할 것입니다.

마지막으로 부디 이 책을 읽으시는 모든 분! 어디서든, 언제나 건강하시길 바랍니다.

2022년 06월

저자 일동

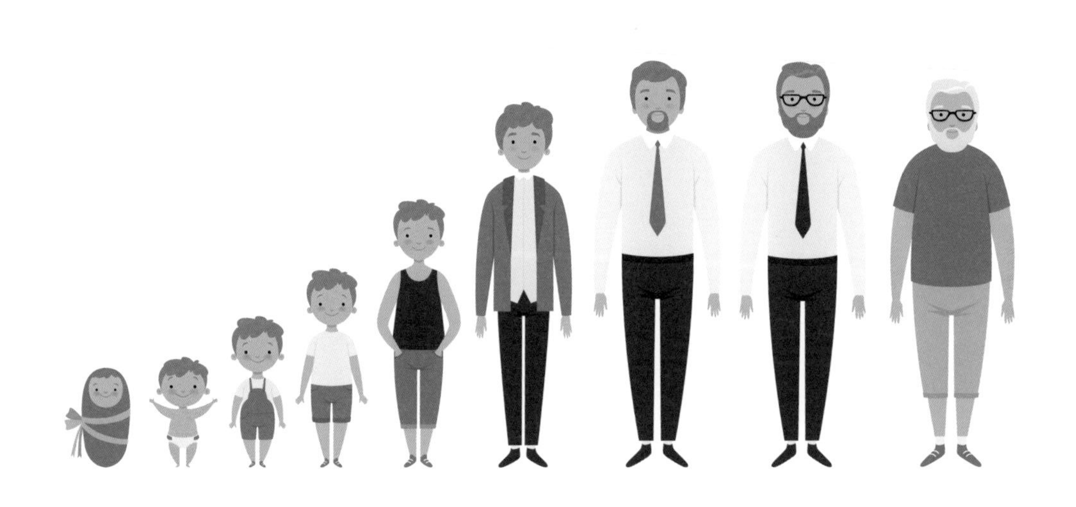

CONTENTS

PART. I

서론

PART. II

밸런스 스탠딩이란?

PART. III

본론

PART. I
서론

01

왜 스탠딩인가? -
누워 있음의 공포 (눕지 마라)

유리(여/30)는 주말을 맞아 침대에서 뒹굴대며 핸드폰을 만지작거린다. 가끔은 등을 침대에 기대고 보기도 하고, 힘들면 옆으로 누워서 보기도 한다. 핸드폰의 화면이 중력 방향에 따라 제대로 움직일 때도 있지만, 느리거나 제 위치를 못 찾을 때가 있다. 이럴 때는 투덜대며 엎드려서 핸드폰을 하거나, 일어나서 잠시 앉아 있다가 다시 눕는다. 이렇게 하루가 지나간다.

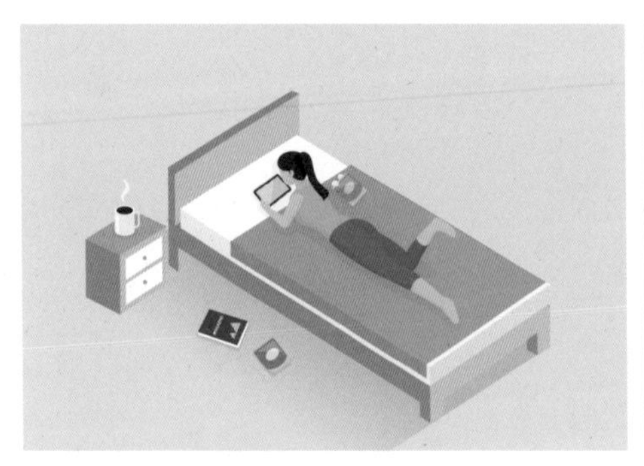
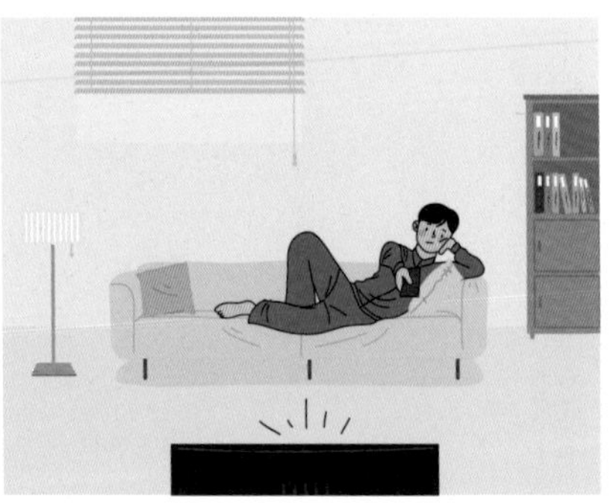

몸을 움직이지 않고 가만히 있는 시간이 필요한 경우가 있다. 발목을 삐었을 때는 움직이지 않도록 캐스트(깁스)를 한다. 인대가 더 다치지 않도록 하면서 회복을 돕는 것이다. 일에 너무 지쳐 움직이기 힘든 경우도 물론 해당이 될 수 있겠다. 그런데 사람의 몸을 가만히 쉬게만 하는 것이 과연 좋은 영향을 줄까? 1800년대 중반, 다양한 질병치료의 핵심 중 하나가 충분한 시간동안 누워있기 였다. 현재도 물론 심근경색, 골절, 심각한 수술 등의 이후에는 절대안정이 필요할 수 있다. 하지만 아무것도 하지 않고 그냥 누워만 있어야 하는 '절대안정'의 시간들이 부러운 일이기만 할까?

시간이 지나면서 '무사용'의 결과들이 알려졌다.

근력 약화, 관절의 뻣뻣함, 인대 약화, 골다공증, 연골 퇴행, 관절증, 심장 크기 감소, 심박출량 감소, 총 혈액량 감소, 적혈구 감소, 정맥혈전 증가, 종아리 혈류 감소, 욕창, 부종, 지방 증가, 체격 감소, 신체리듬(circadian; 리듬) 변화, 땀 분비 반응 감소, 호르몬 변화, 요로감염, 요로결석 가능성, 식욕 부진, 위장관 운동 감소, 위산분비 감소, 변비, 우울, 불안, 균형 능력 감소, 청력 감소, 시력 감소 등이 바로 그것이다.

특히, 근육의 경우, 사용하지 않으면 근육의 크기(부피)가 줄어든다. 근육마다 차이가 있지만 하루에 1% 정도 힘이 줄어든다고 볼 수 있다. 그러나 기간이 더 지나면 근육세포의 숫자가 줄어든다. 결국 근육이 제 기능을 할 수 없고, 당신의 일상생활에 악영향을 주게 된다.

그러므로, 사람의 몸은 움직여야 한다. 바른 동작과 바른 모습으로.

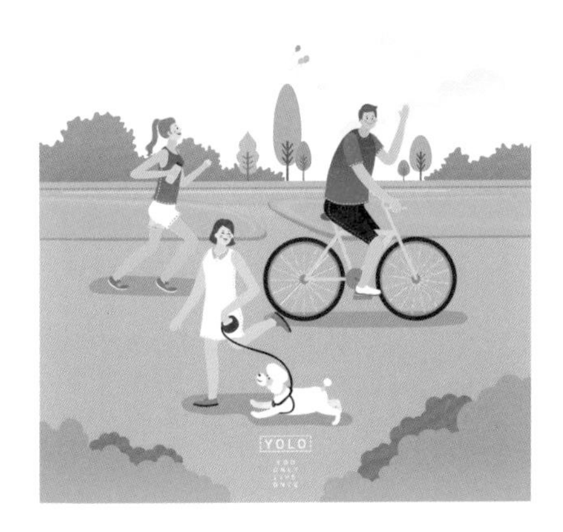

02

이 책의 목표: 스탠딩에 대한 담론

서다, standing, 立 (설 립)

사람은 평생 동안 엄청난 시간을 서고, 앉고, 눕게 된다. 직업에 따라 비율은 달라지겠지만, 특히 선 자세와 앉은 자세는 일상생활에서 주로 취하는 자세이다. 최근 오랜 시간 앉은 자세로 일하는 직업군들에게서 자주 발생하는 허리 디스크, 척추 측만증 등으로 인해 '바르게 선 자세'에 대한 관심이 높아지고 있다.

영어로 '서다'를 'stand'라고 한다. stand는 그 뜻 외에도 견디다, 버티다 등의 동사로 사용될 수 있다. '서서 넘어지지 않고 버틴다'라는 의미로 쓰이는데, 잘 견디려면 무엇이 필요할까? 우리가 서 있기 위해서는 뼈와 근육, 균형감각 등이 필수적이다. 우리는 눈, 귀 등 다양한 감각기관을 통해 받아들인 정보를 바탕으로 적절하게 근육을 사용하여 바른 자세를 유지할 수 있다. 바른 자세는 근골격계 질환 예방뿐만 아니라 신체의 전반적인 기능에 영향을 미친다. 그러나 나쁜 자세를 하게 된다면 체중이 한쪽으로 치우치게 돼서 통증, 디스크 등 근골격계 질환을 발생시키기도 한다.

구부정한 자세는 신체기관이 있는 복부 쪽에 압박을 증가시켜 소화 기능 및 호흡 기능을 저하시키고 신체 컨디션을 떨어뜨릴 수 있다. 여기에 더 큰 문제가 되는 것은 일상생활에 필수적인 디지털 기기나 편리함을 주는 대부분의 것들이 구부정한 자세를 유발한다는 점이다. 우리는 이것을 미처 인식하지 못한 채 나쁜 자세에 익숙해지고 있다.

인간이 진화한 것인지 창조된 것인지에 대한 논란이 있겠지만, 다음 기사를 함께 보도록 하자.

지구상의 그 많은 동물 가운데 사람이 유별난 종이 된 건, 물론 머리가 좋아서겠지만 이를 뒷받침하는 두 가지 특징, 즉 ***직립보행과 도구를 만들고 쓰는 손****이 있기 때문이다. 사실 오래 전부터 고인류학자들은 인류가 나무에서 내려와 두 다리로 서게 된 것이 진화의 출발점이라고 설명해왔다. 그 결과, 보행에서 자유로워진 두 손이 다른 짓을 하게 됐고, 여기에 맞춰 뇌 용적도 팽창했다는 것. (중략) 원숭이의 발은 손과 비슷하게 생겼지만 섬세함은 훨씬 떨어져 발가락 자극을 감지하는 뇌 영역의 뉴런 108개 가운데 일대일로 반응하는 건 54%인 59개에 불과했다. 나머지 뉴런들은 두 발가락 이상의 자극에 동시에 반응했다. 이런 패턴은 사람에서도 비슷하게 나타났지만 큰 차이가 하나 있었다. 즉, 엄지발가락만은 다른 발가락과 완전히 구분되는 뇌 영역에서 자극을 처리했던 것. 눈을 감았을 때 누군가 셋째 발가락을 건드리면 종종 둘째 발가락 또는 넷째 발가락이라고 틀린 답을 할 수 있지만, 엄지발가락은 확실히 알아 맞춘다는 것이었다. 연구자들은 영장류 가운데 유일하게 사람만이 엄지발가락의 정보를 독립적으로 처리하게 진화했고, 이는 직립보행과 관련이 있다는 것을 알아냈다.*

즉, 두 발로 설 때 발바닥과 뇌의 감각 신호 피드백이 매우 중요한데(그래야 균형을 잡고 설 수 있다), 그 축이 바로 엄지발가락이라는 것이다.

의학의 발달로 인간의 수명은 연장되었고, 늘어난 삶을 잘 즐기기 위해서는 건강을 지키는 것이 우선이다. 허리를 바로 세우고 가슴을 펴고 뒤꿈치 쪽으로 체중을 실어보자. 양쪽 폐로 들어가는 신선한 공기를 느껴보자. 이제 바른 자세를 위한 가장 간단하지만 첫걸음을 뗀 것이다.

PART. II

밸런스 스탠딩이란?

1 밸런스 스탠딩: 우리는 이것을 밸런스 스탠딩이라고 한다.

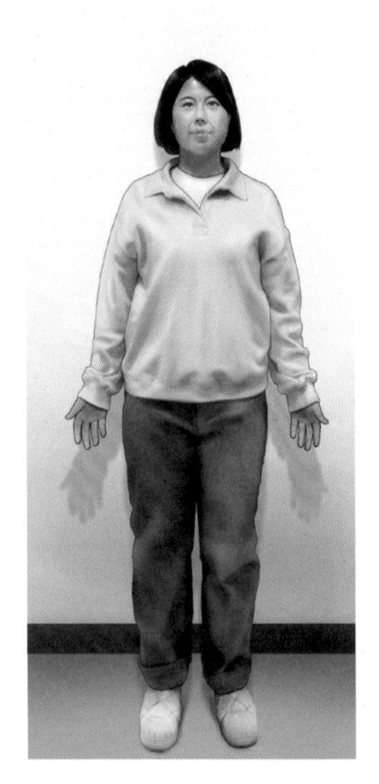

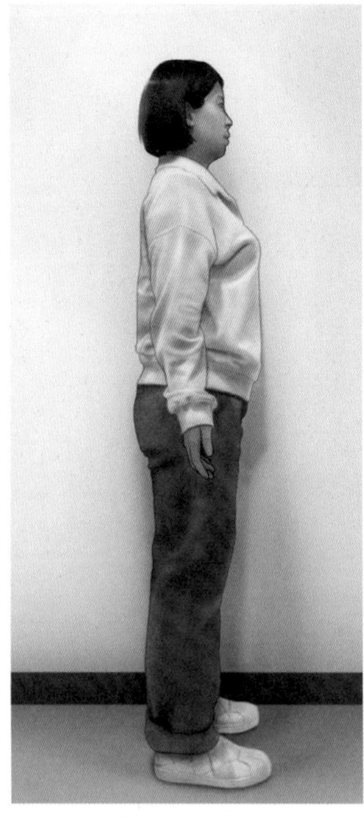

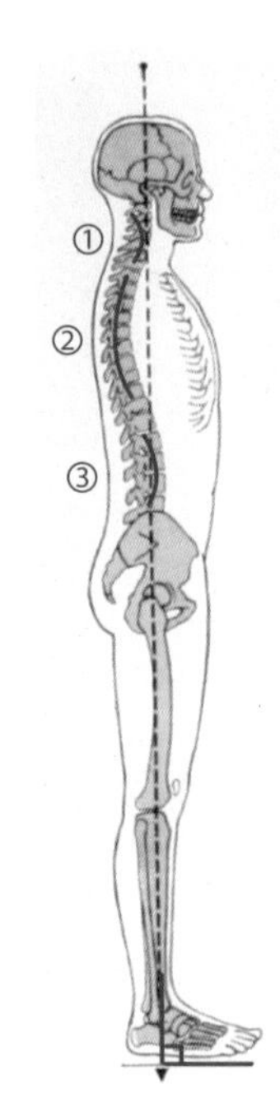

이상적인 정렬(옆에서 본 모습)

- 머리: 앞쪽과 뒤쪽으로 기울어지지 않은 상태
- 목: 약간 앞쪽으로 볼록한 커브 ①
- 등: 뒤쪽으로 약간 볼록한 커브 ②
- 허리: 약간 앞쪽으로 볼록한 커브 ③
- 엉덩관절: 굽힘이나 폄 되지 않은 상태
- 무릎 관절: 굽힘이나 과하게 폄 되지 않은 상태
- 발목 관절: 다리와 발뒤꿈치가 90°를 이루는 상태

2 자세 분석법: 우리의 몸을 분석해 보자

3 자세 분석 적용: 나는 어떻게 스탠딩하는가?

4 결과 해석: 나는 밸런스 스탠딩에서 얼마나 벗어나 있는가?

2 자세 분석법	평가자 → 측정자	• 양측 눈썹, 눈, 귀, 입, 턱 • 양측 어깨, 쇄골, 가슴 • 양측 골반, 엉덩이 주름살 • 양측 손 • 양측 무릎/접힌 주름 • 양측 발, 아킬레스건이 사라지는 위치, 복사뼈, 외회전 정도 • 척추 만곡
	자가 확인법 (전신거울을 이용해보자)	• 나의 시선, 가슴, 무릎은 정면을 바라보는가? • 나의 고개는 바른가? • 나의 어깨 위치가 같은가? • 나의 골반 높이가 같은가? • 나의 무릎 높이가 같은가? • 나의 발은 정면에서 얼마나 밖을 향하고 있는가? • 발바닥에 체중이 잘 분산되어 있는가? • 나의 양발은 얼마나 떨어져 있는가? • 나의 관절 중에서 굳은 곳은 없는가? • 저절로 긴장되는 근육은 없는가?

2 자세 분석법	체형분석기 예) 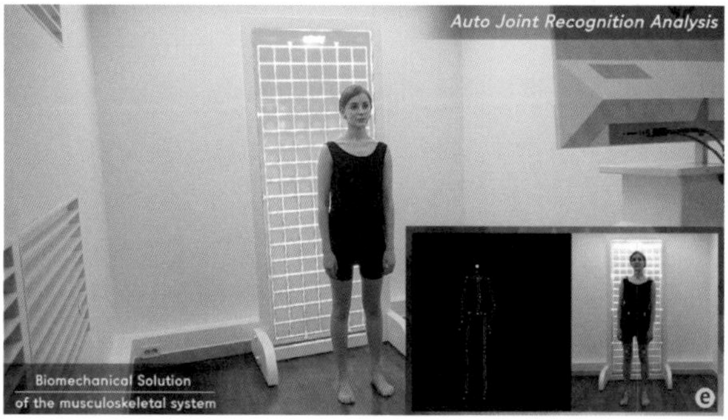
3 자세 분석 적용	• 명치를 5 cm 정도 앞으로 내민다. • 턱을 당겨 귀, 어깨, 고관절까지 일직선이 되도록 한다. • 골반이 앞으로 나가지 않고 배꼽을 당겨서 복부의 긴장감을 유지한다. • 척추를 위로 늘린다는 느낌으로 편다. • 엉덩이는 간헐적으로 수축하고 괄약근에 가볍게 힘을 준다. • 두 팔은 자연스럽게 늘어뜨리고 손바닥이 전면을 보게 한다. • 발은 어깨 넓이로 벌려서 선다. • 발바닥의 체중이 앞꿈치나 뒤꿈치 쪽으로 쏠리지 않게 한다. - 무게중심은 발뒤꿈치에 둔다. • 관절별 자세: 목뼈, 어깨, 날개뼈, 등, 허리, 배, 고관절, 엉덩이, 허벅지, 무릎, 종아리, 발목, 발바닥, 뒤꿈치 • 턱 당기기, 허리 전만 유지, 지속적인 자세 변경, 가슴 펴고 어깨 내리기, 보행 시 코어 긴장감 유지, 습관적 스트레칭
4 결과 해석	• 척추후만증/척추측만증/척추전만증/편평등 • O자 다리/X자 다리/평발 • 상지교차증후군/하지교차증후군

PART. III
본론

01

몸의 중심 허리

:

❶ 내 몸의 핵심은 어디일까? - 스포츠 선수들의 코어

강상재(농구선수)는 “초기엔 80~90 kg짜리 역기로 풀스쿼트(역기를 목 뒤에 얹고 앉았다가 일어나는 것)를 했는데, 이제 110~120 kg으로도 비교적 편하게 할 수 있을 만큼 힘이 생겼다”며 “풀스쿼트가 하체나 복근 주변의 코어를 강화하는 데에 도움이 되는 것 같다. 이를 바탕으로 골 밑으로 밀고 들어가는 힘이 좋아지도록 집중하고 있다”고 말했다.

농구선수는 골 밑으로 파고 들어가는 힘을 기르기 위해서, 야구선수는 잘 던지고 잘 치기 위해서 코어 운동을 한다. 그러나 운동이 직업인 선수들과는 다르게 이 책을 읽는 독자들은 운동을 위해 시간을 내는 것이 쉽지 않다. 퇴근하면 침대나 소파, 혹은 바닥에 쓰러지기 바쁘다. 하지만 우리의 몸은 적당한 중력을 경험해야만 더 강해진다. 누워 있는 시간에 비례하여 코어는 점점 더 약해지고, 약해진 코어 때문에 서 있어도 앉아 있어도 심지어 누워 있어도 통증을 호소하게 된다.

코어는 운동선수들만 강화해야 하는 것은 아니다. 책상에 앉아 문서를 작성하고, 지하철 환승역을 걷고, 엘리베이터를 기다릴 때도 코어는 작용하고 있다. 지금 당장 일어나

서 기지개를 펴자. 이루써 건강한 일상생활을 위한 크고 위대한 첫 걸음을 떼었다.

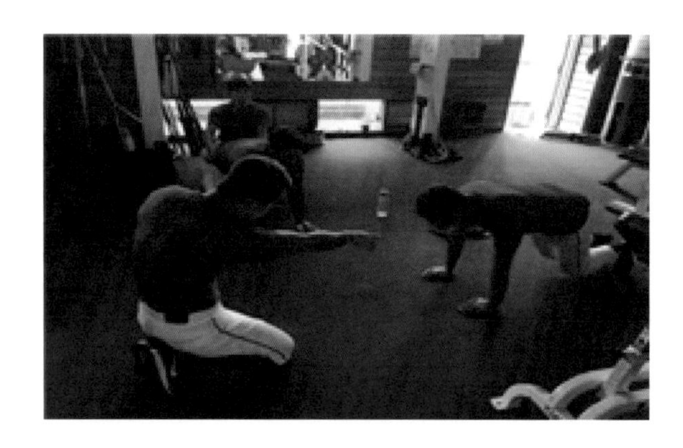

그림 1-1 동료들에게 코어 운동을 지도 중인 WBC 대표팀 선수

2 공부를 많이 했다면 측만증을 생각해보자 - 척추 측만증(척추 옆굽음증)

우리 몸의 기둥인 척추는 뒤에서 봤을 때 일직선이 되어야 한다. 척추 측만증은 말 그대로 척추가 옆으로 휜 질환이다(그림 1-2). 척추 측만증은 청소년기에 가장 흔하며, 대부분의 경우 원인을 알 수 없다. 또, 특별하게 증상을 호소하지 않아 조기에 발견하기도 어렵다. 하지만 2차적으로 허리와 어깨 부위에 통증, 장기적으로는 폐활량의 감소를 초래하기 때문에 반드시 관리해야 할 질환이다.

척추 측만은 엑스레이 촬영으로 정확하게 알 수 있지만, 그것보다 더 간단하게 진단할 수 있는 방법을 소개하고자 한다. 아담스 테스트(그림 1-3)라고 하는 방법인데, 먼저 발을 붙이고 바르게 선다. 그런 다음, 깍지 낀 손을 무릎 사이로 넣는다는 느낌으로 상체를 천천히 숙인다. 그리고 등을 봤을 때 좌우의 높이 차이가 있다면 지금 즉시 병원으로 가서 진료를 받아보거나 다음의 운동을 시행하면 도움이 될 것이다(그림 1-4, 그림 1-5).

척추 측만증은 원인이 명확하지 않지만, 대부분의 경우 체간 근육(코어)의 약화를 보인다. 즉, 체간 근육의 강화는 측만증을 완화시켜줄 수 있다. 또, 척추 측만증 운동에서 중요한 것은 대칭성이다. 오른쪽으로 척추가 휘었다고 해서 왼쪽 운동만을 한다면 다른 부위의 휘어짐을 초래할 가능성이 있다(우리는 3차원의 세계에서 살고 있기 때문이다). 아래의 운동과 하루 두 번의 기지개 동작으로 척추 스트레칭까지 해준다면 건강한 일직선의 척추를 유지할 수 있을 것이다.

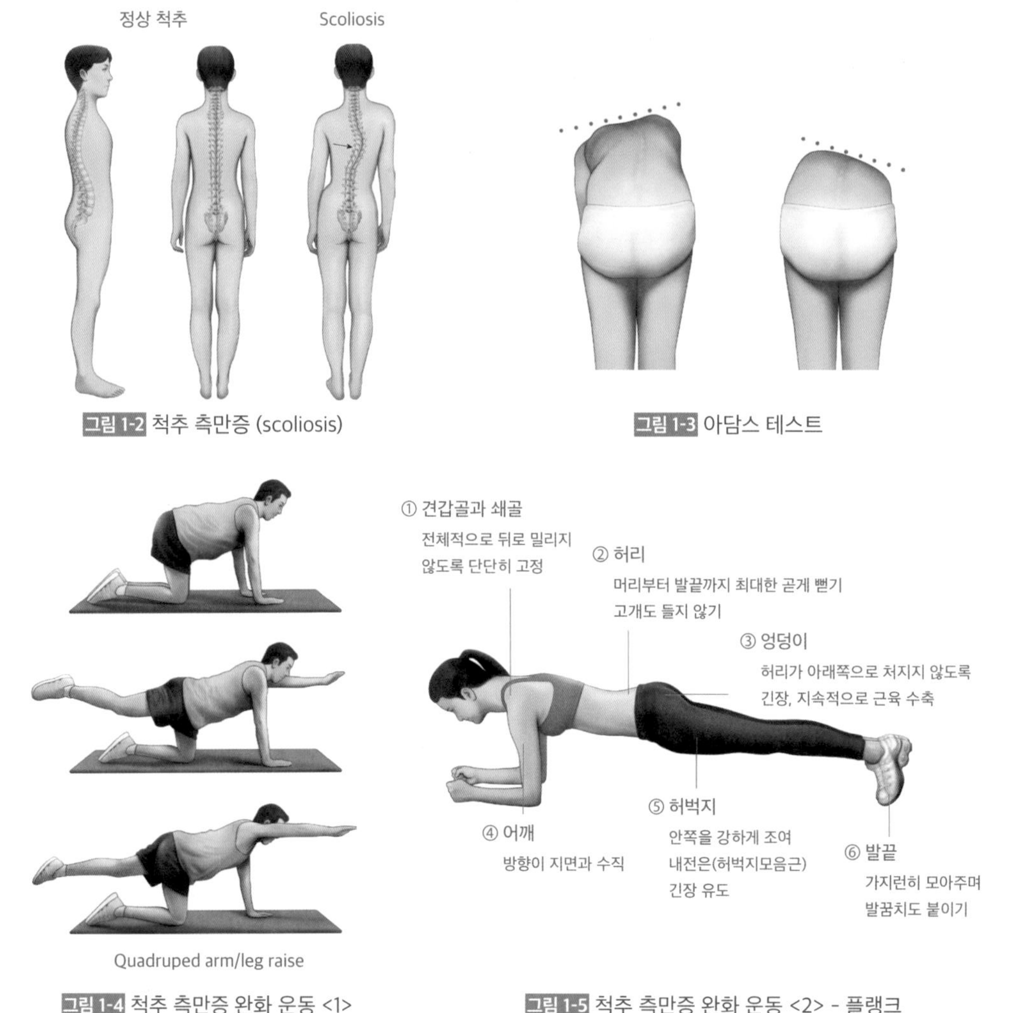

그림 1-2 척추 측만증 (scoliosis)

그림 1-3 아담스 테스트

그림 1-4 척추 측만증 완화 운동 <1>

그림 1-5 척추 측만증 완화 운동 <2> - 플랭크

❸ 20대부터 준비하는 골다공증

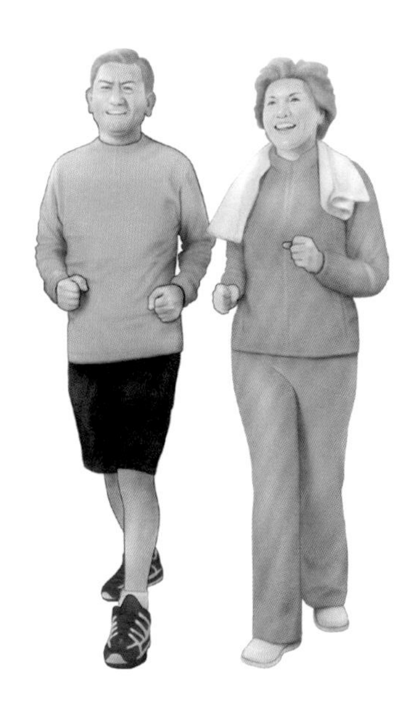

흔히 할머니, 할아버지를 떠올리면 굽은 등과 어깨, 전보다 많이 작아진 키와 벌어진 무릎 등을 상상할 수 있을 것이다. 고된 인생의 결과물이라 볼 수 있겠지만, 이러한 문제점들은 어느 정도 예방이 가능하다. 자세가 좋은 어르신들이 바로 그 예이다. 그들은 아마도 신체 근육들을 올바르게 사용함으로써 자세를 잘 유지했을 것이다.

하지만 아무리 근육의 힘이 세다고 해도 뼈 자체가 약해진다면 좋은 자세를 유지하기가 어렵다. 뼈가 약해지는 가장 대표적인 증상은 골다공증이다.

노화가 진행되면 모든 인체의 기능은 쇠퇴하게 된다. 쉽게 말해 몸이 약해지고 제 기능을 상실해 간다는 것이다. 특히 뼈는 대부분 40세 이후부터 뼈 성분이 감소하기 시작한다. 뼈 생성세포는 줄어들지 않지만, 뼈 흡수의 속도가 증가한다. 즉, 뼈 흡수가 증가하여 뼈의 소실이 많아진다는 것이다. 기타 여러 가지 원인에 의하여, 60대가 되면 뼈의 강도가 20대 때의 50% 수준으로 떨어지게 된다. 이것이 바로 20대부터 바른 자세를 취해야 하는 이유이다.

밸런스 스탠딩은 균형 잡힌 체중지지로 뼈를 튼튼하게 만들고, 여기에 적절한 영양까지 섭취해준다면 60대에도 70대에도 꼿꼿한 자세를 가질 수 있을 것이다.

흔히 다양한 매체에서는 단순하게 골다공증만 예방하면 뼈 건강이 좋아질 것이라고 설명하지만, 그 전에 바른 자세가 필요하다는 것을 강조하고 싶다. 골다공증을 예방하기 위해 비타민D나 칼슘영양제만 섭취하는 것이 아니라, 지금부터 틈틈히 바른 자세를 습관화한다면 풍요로운 노년생활이 여러분을 기다릴 것이다.

4 임신을 했다면 어떤 몸 관리를 해야 할까?

임신 전, 몸 관리를 어떻게 해야 하는지 물어오는 경우가 종종 있다. 이때, 골반과 허리 근육의 길이 조절, 그리고 올바른 자세 유지가 필수임을 설명하곤 한다. 특히 임신 시 아기의 방 역할을 하는 골반 바닥에 위치한 골반밑근의 원활한 활동과 복근의 적절한 근 길이 유지를 위해 노력해야 한다고 알려준다.

흔히 한의학에서 또는 출산의 경험이 많은 어르신들이 골반과 배가 냉하면 임신이 어렵거나 고생한다는 말들을 한다. 틀린 말이 아니다. 배나 골반 부위가 차갑다는 것은 혈류 및 혈액의 흐름이 좋지 않음을 의미하기 때문이다. 특정 부위의 혈류 흐름을 방해하는 요소로는 대사문제로 인한 전체 혈류 흐름의 저하, 특정 부위의 근육 길이가 정상적이지 않고 뭉치는 등의 이유를 들 수 있다. 대부분 앉은 자세로 오랜 시간 업무 활동을 하고, 바르지 않은 선 자세를 유지하는 습관들 때문에 발생하기 쉽다.

잘못된 선 자세는 우리의 건강, 몸매를 망치는 지름길이라고도 할 수 있다. 등이 굽거나 허리의 전만을 과도하게 만들고, 무릎은 뒤로 빠지는 '스웨이 백' 자세가 되기 쉽기 때문이다. 그림 1-6 에서 보는 것처럼 배가 앞으로 나오면서 허리의 전만이 상승하며, 그 불균형으로 복부 근육의 길이가 짧아지는 것을 볼 수 있다.

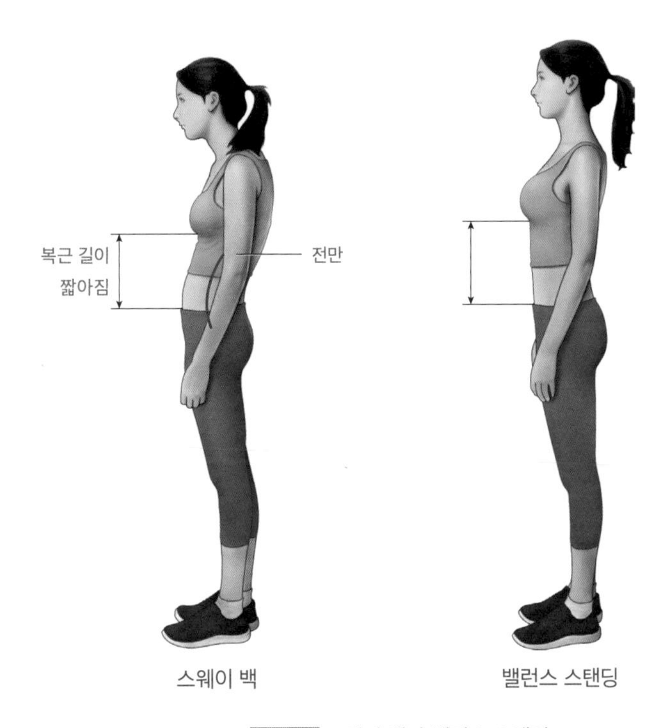

그림 1-6 스웨이 백과 밸런스 스탠딩

스웨이 백 자세는 복부 근육의 길이를 짧게 만들어 뱃속의 공간을 감소시킴으로 인해 혈액순환 장애를 초래한다. 무엇보다도 혈액의 공급과 흐름이 중요한 예비 임산부들에게 잘못된 선 자세와 오랫동안 앉은 자세에서의 업무 활동은 난임을 일으킬 수 있기 때문에, 바른 자세는 필수적이라고 할 수 있다. 장시간의 앉은 자세는 태아의 배꼽동맥에 좋지 않은 영향을 미쳐 조산의 위험성을 높인다는 연구 결과(박영진, 2007)도 이를 뒷받침한다.

바르게 선 자세는 복부의 근 길이가 바르게 유지되도록 하며, 신체 활동 시 혈액순환을 원활하게 한다. 이것은 자궁과 자궁 주위의 내장기관에 영양공급과 대사 활동을 증진시켜 튼튼한 뱃속을 만들어준다. 호흡 시에도 원활한 복근의 움직임은 부교감신경자극을 활성화시켜 통증 완화와 호르몬 분비의 균형을 돕는 것뿐만 아니라, 원활한 횡격막 상하작용으로 자연스러운 가스교환이 일어나 임신 전후 안전한 아기방을 구성하는 데 큰 도움을 줄 수 있다.

선 자세를 바르게 유지하기 위해 노력한다면 난임 또는 임신 중 어려움과 난산을 어느 정도 해결할 수 있을 것이다. 기억하며 실천하는 당신만이 건강을 지킨다. 지금부터 밸런스 스탠딩!

5-1 내 몸에 해가 되는 백팩?

요즘 직장인들과 학생들 중 백팩을 멘 사람들이 많다. 바쁜 출퇴근길, 크로스백이나 한 손으로 드는 가방은 거추장스럽고 불편할 수 있기 때문이다. 많은 건강 전문가들 또한 자세 부정렬과 어깨, 허리 통증의 원인으로 가방을 지적하며, 되도록 백팩을 메도록 추천하고 있기 때문에 가방을 바꾸게 된 사례도 많이 있을 것이다.

하지만 백팩을 메고 다닌다고 해서 우리 몸은 안전할까? 올바른 자세를 가져다 줄 수 있을까? 대답은 그럴 수도 있고, 아닐 수도 있다. 백팩을 어떻게 사용하느냐에 따라 해가 될 것인지, 도움이 될 것인지 결정되기 때문이다.

백팩은 몸 전체의 밸런스와 근력을 이용하여 무게를 지탱한다. 그렇기 때문에 너무 무거운 가방은 당연히 몸에 무리가 될 수도 있다. 만약 가방이 지나치게 무겁다면 일단 무게를 줄이는 것이 먼저다.

백팩을 올바르게 메는 해법은 바로 이렇다.

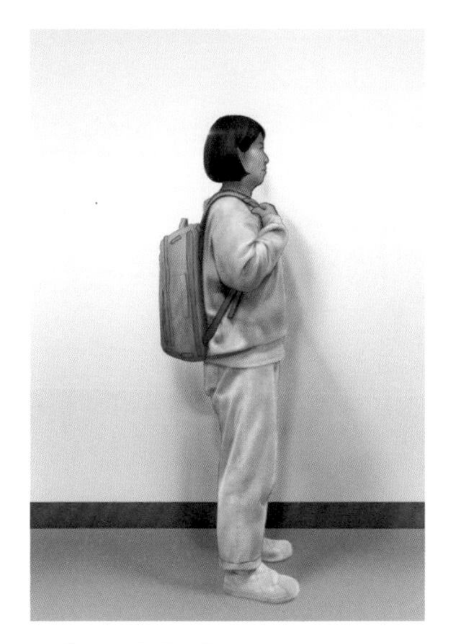
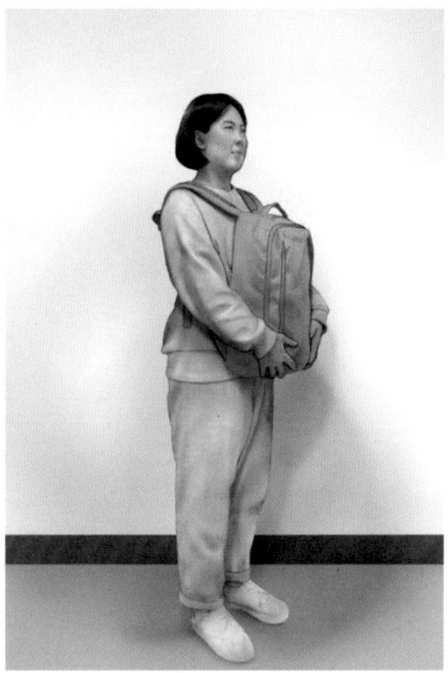

그림 1-7 백팩을 올바르게 메는 방법

① 무게를 줄이자(백팩의 무게는 몸무게의 10% 미만으로)!

② 체격에 맞는 백팩을 고르고, 끈을 조절하여 무게를 분산하자

③ 가방 속 무거운 짐은 등 쪽으로 가까이 옮기자

④ 장시간 백팩을 이용할 경우 가끔은 앞으로 가방을 옮겨 메도록 해보자

5-2 백팩을 메는 올바른 해답(실천편)

첫 번째, 무게를 줄이자.

미국 정형외과학회에서도 백팩과 관련된 상해는 대부분 너무 많은 무게를 들기 때문이라고 밝히고 있다. 또한 많은 연구가들은 백팩의 무게가 되도록 3 kg을 넘지 않도록 해야 한다고 주장한다. 가방의 무게가 지나치게 무거울 경우, 장시간 동안 상체와 머리를 정상 정렬보다 앞으로 내민 채로 있게 되어 척추 전체의 피로감 상승과 통증을 일으키기 쉽기 때문이다. 많은 치료사들이 라운드 숄더(둥근 어깨 or 굽은 어깨)의 한 원인으로 백팩을 꼽는 것이 이러한 이유이다.

그러므로 가방 안의 불필요한 물건들을 정리해야 한다. 본인 몸무게의 10%를 넘는 무게를 들지 않도록 하자! 특히 성장기의 학생의 경우, 3 kg이 넘지 않도록 조절하여 성장을 방해하지 않도록 한다. 자, 나의 백팩의 무게를 조금씩 줄여 어깨와 허리에 줄 수 있는 부담을 줄여주자.

두 번째, 백팩의 위치 조정

가방의 길이를 지나치게 길게 해서 엉덩이 아래로 내려오게 메고 다닌다면, 우리 몸에 훨씬 더 많은 부담을 주게 된다. 그리고 길이를 잘 조절한다 하더라도 가방의 크기가 나의 체격에 비해 지나치게 크다면 끈 길이 조절이 무의미하게 된다.

사람마다 체격이 모두 다르기 때문에 정확한 백팩의 크기를 제안할 수는 없지만, 되도록 체격에 비해 너무 큰 가방은 피하고 어깨끈의 길이는 길지 않게 하여 백팩의 끝이 엉덩이 위쪽인 허리에 위치하도록 해야, 하지로 백팩의 무게를 조금이나마 분산시켜 줄 수 있다. 백팩을 더 아래로 내려간 위치에 멘다면 그 무게는 고스란히 어깨로 전달된다. 그리고 허리 쪽에 벨트 형식의 끈이 있다면 되도록이면 채워 주는 것이 좋다. 이렇듯 어렵지 않은 백팩의 위치 조정과 끈 길이 조절을 통해 백팩 무게의 부담을 줄일 수 있다는 것을 기억하자.

세 번째, 수납 방법을 달리 해보자.

너무 많은 무게를 가방 한 곳에 집중시키지 않고 다른 보조가방을 이용해 보는 것도 좋은 방법이다. 무게를 분산하여 척추로 가는 부담을 줄여주는 것이다. 백팩 속의 물건을 내 몸에 편한 위치로 바꿔주는 방법도 많은 도움이 된다. 무거운 물건일수록 등 쪽에 닿는 위치로 옮겨준다면 한결 수월하게 백팩을 멜 수 있다.

네 번째, 백팩을 등으로만 메지 말자.

백팩은 말 그대로 Back, 등에 메는 가방이다.

하지만 장시간 동안 등으로만 가방을 메고 다닐 경우, 몸의 근 피로와 근력의 한계로 인하여 구부정한 자세를 취하게 된다. 이러한 자세는 위에서 설명한 것처럼 부정렬과 통증, 그리고 성장 제한 등 많은 문제를 일으킨다. 그렇기에 가끔 백팩을 앞으로도 메는 습관을 들이면 이러한 문제점을 줄일 수 있다. 가방을 앞쪽으로 옮겨 착용해주면 부담을 받고 있던 자세 정렬에 변화를 줄 수 있고, 다른 위치로의 체중분산이 일어나 어깨나 허리의 하중과 근 피로를 줄여 줄 수 있기 때문이다. 하지만 이 방법 또한 너무 장시간 이용한다면 오히려 허리에 무리를 줄 수 있기 때문에, 대략 백팩 이용 시간 중 10% 정도만 앞으로 메어 준다면 자세에 좋은 변화를 일으킬 것이다.

장시간 백팩을 메야 할 경우엔, 목적지에 가까이 왔을 무렵에 잠시 동안만이라도 가방을 앞으로 메어보자. 이러한 방법이 장시간 백팩을 이용할 수밖에 없는 여러분의 몸이 가진 부담을 조금이나마 덜어 줄 것이다.

백팩을 멜 때 다시 기억할 것

① 무게를 줄이자(백팩의 무게는 몸무게의 10% 미만으로)!

② 체격에 맞는 백팩을 고르고, 끈을 조절하여 무게를 분산하자.

③ 가방 속 무거운 짐은 등 쪽 가까이 옮기자.

④ 장시간 백팩을 이용할 경우 가끔은 앞으로 가방을 옮겨 메도록 해보자.

6 저보고 디스크라는데요? - 척추뼈의 구조와 기능

팔다리가 쑤셔서 병원을 방문한 환자들이 가장 많이 하는 말 중의 하나가 '디스크'가 있다고 들었다는 것이다. 이 디스크가 무엇이길래 사람들은 디스크라고 표현을 할까?

사람의 척추는 뼈와 디스크(척추사이원반)로 구성되어 있고, 이 중 디스크는 충격 흡수, 체중 분산, 움직임 및 안정성을 제공하는 역할을 한다.

디스크(척추사이원반)는 바깥쪽의 섬유테와 안쪽의 속질핵으로 이루어져 있다. 섬유테(annulus fibrosus)는 섬유 연골과 콜라겐 섬유로 구성되어 있고, 콜라겐 섬유는 장력/힘이 작용할 때 척추사이원반을 보호한다. 속질핵(nucleus pulposus)은 척추사이원반의 안쪽에 위치하고 있는 젤리와 비슷한 물질이다. 이러한 속성 때문에 척추에 압력이 가해지면 그 압력을 골고루 분산시켜 준다. 물과의 친화력이 높아, 압력이 가해지면 수분을 밖으로 짜내고 압력이 줄어들면 수분을 흡수한다. 이 때문에 충분한 수면을 한 아침의 키와 일과를 마치고 난 저녁의 키는 차이가 날 수 있고, 나이가 들면서 몸 속 수분이 감소하면 키가 작아질 수도 있다.

다시 처음으로 돌아가서, 환자들이 이야기하는 '디스크'가 있다는 말은 디스크에 문제가 생겼다는 뜻으로 해석할 수 있다. 그림 1-10 을 참고한다면 디스크가 무엇인지 확실히 알 수 있을 것이다(정식 명칭은 추간판탈출증이다).

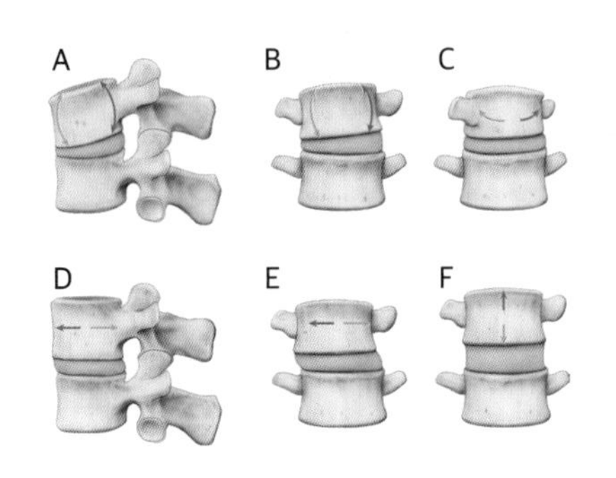

그림 1-8 척추뼈의 구조

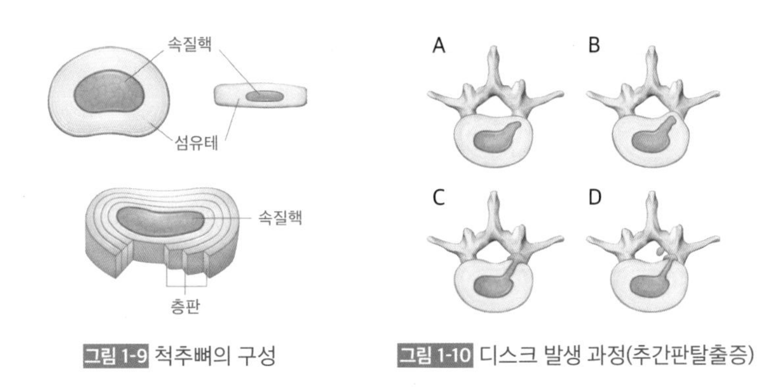

그림 1-9 척추뼈의 구성

그림 1-10 디스크 발생 과정(추간판탈출증)

여러가지 이유로 디스크가 그림 1-10처럼 튀어나오게 되면 척추 뒤쪽의 신경을 눌러 저릿한 느낌, 근육통 등을 유발하게 된다. 만약, "디스크가 있다"라는 말을 들었다면 당신은 밸런스 스탠딩이 더 필요한 사람이라는 뜻이다.

7 엉덩이 근육을 키우는 게 중요하다구요? - 스탠딩 워크과 엉덩이 근육

우리는 대부분의 시간을 앉아서 생활한다. 그렇기 때문에 목과 허리에 큰 부담이 갈 수 밖에 없다. 이를 보완하기 위해 구글, 페이스북과 같은 일부 미국 기업에서 시작된 '스탠딩 워크'가 일본을 거쳐 우리나라에도 확산되고 있다. 서서 일할 수 있는 높낮이 조절 책상 등 관련 사무기구의 판매량도 급속하게 증가했다고 한다. 서서 일하게 되면 스트레칭, 혈액순환 효과에 칼로리 소모도 커서 다이어트에도 도움이 되며, 허리에 부담을 줄일 수도 있다. 하지만 바른 자세로 서 있지 않으면 오히려 더 큰 문제를 일으킨다. 주로 서서 일하는 교사, 마트 직원 등의 직업군에서 하지 정맥류나 디스크 등의 근골격계 질환을 호소하는 것이 이에 해당한다. 결국 어떻게 서 있는지가 중요하다고 할 수 있다.

건강하게 잘 서 있기 위해 코어의 힘도 물론 중요하지만, 이번에는 엉덩이 근육 운동법에 대해서 알아보도록 한다. 엉덩이 근육은 말 그대로 엉덩이에 위치해 있는 근육으로, 다리를 뒤로 뻗는 동작을 주로 담당한다. 특히, 우리가 바르게 서 있기 위한 필수적인 근육이다. 만약 엉덩이 근육이 약하다면 척추의 위치가 바뀌게 된다. 이렇게 변화된 자세는 우리 몸의 불균형을 초래하여 허리 통증, 디스크, 협착증 등의 질환을 만들어낸다. 결국 엉덩이 근육이 약하면 스탠딩 워크는 커녕 스탠딩도 힘들어지게 된다. 이를 예방할 수 있는 다음 운동을 바로 시작해보도록 하자(그림 1-11).

엉덩이 근육 강화하는 운동: 브릿징 운동

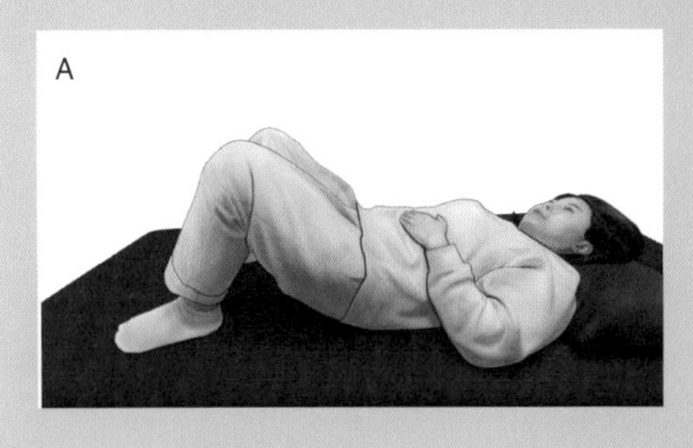

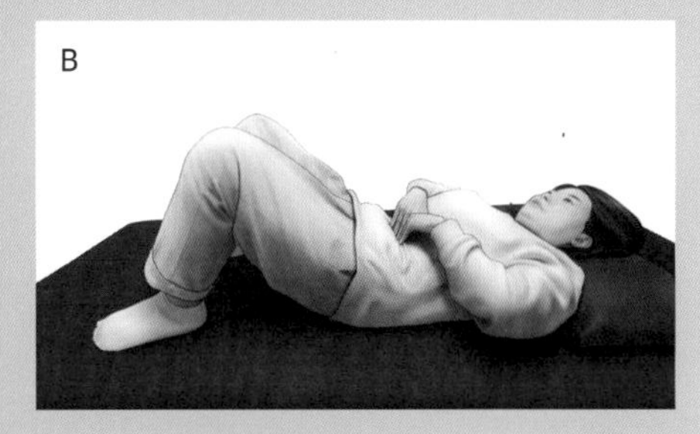

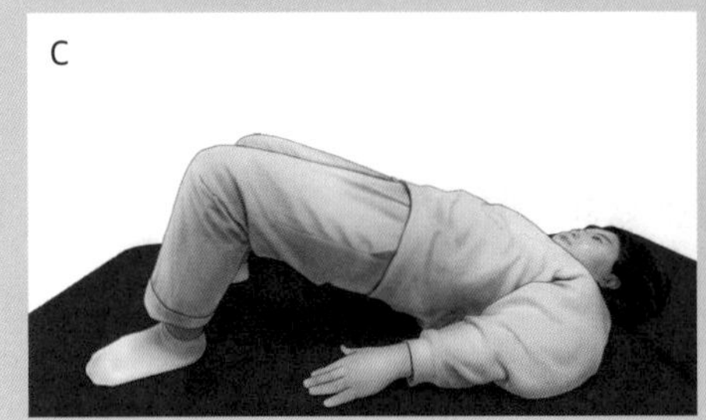

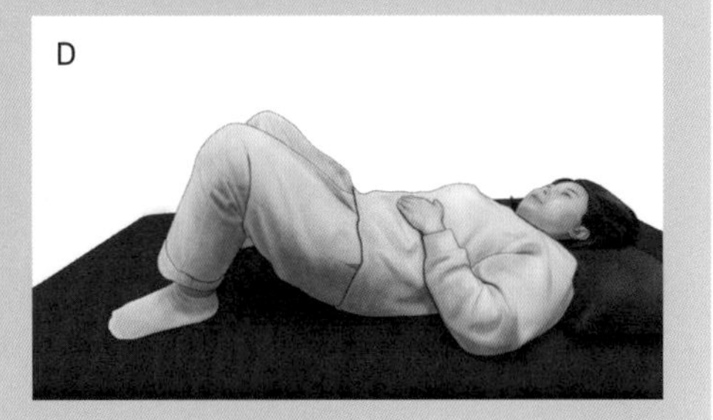

그림 1-11 브릿징 운동

① 윗몸 일으키기를 하는 자세로 바르게 눕는다(다리는 골반 넓이로 벌려준다)(A).

② 배꼽을 가볍게 당기고 동시에 항문을 조여서 코어를 활성화시킨다(B). (손으로 누르는 것이 아니라, 배의 힘으로 당겨준다)

③ 천천히 엉덩이를 들어 자연스러운 호흡으로 10초를 유지한 후 제자리로 돌아온다(C).

④ 배꼽을 당기는 힘과 항문을 조이는 힘을 풀어 편하게 눕는다(D).

8 요리를 좋아하는 당신, 싱크대는? - 싱크대와 스탠딩

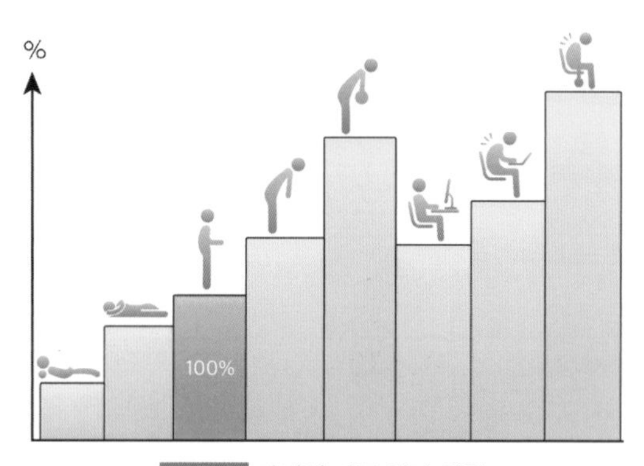

그림 1-12 자세에 따른 허리 압력

싱크대의 높이가 너무 높거나 낮으면, 필요 이상으로 허리를 젖히거나 구부리게 된다. 자세별로 허리(허리디스크)에 가해지는 압력을 조사한 연구(Nachemson)에 따르면(그림 1-12), 밸런스 스탠딩의 경우가 100%의 압력이라고 할 때, 구부정하게 서 있는 경우에는 디스크에 가해지는 압력이 50% 더 증가한다. 높이가 맞지 않는 싱크대에서 작업할 때 허리와 등에 쉽게 피로를 느끼게 되는 이유가 바로 이것이며, 디스크, 소화불량, 하지 부종 등의 추가적인 질환을 발생시키기도 한다.

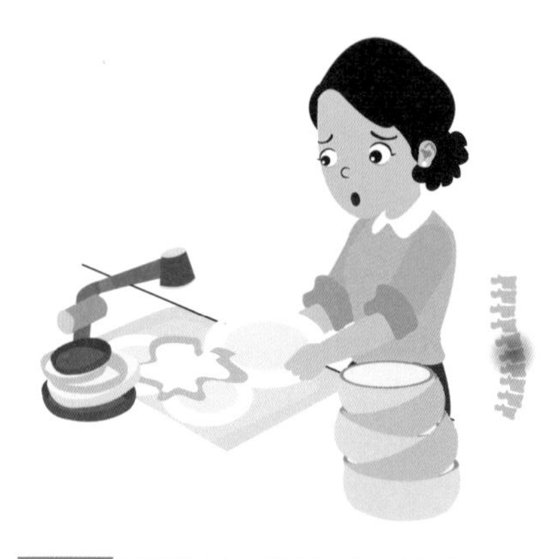
그림 1-13 적절한 싱크대의 높이: 키의 1/2 + 5 cm

그렇다면 이상적인 싱크대 높이는 얼마인가? 보통 서 있는 상태에서 배꼽보다 조금 아래 있도록 하는 것이 편안한 높이라고 하는데, 이는 키의 1/2 + 5 cm 정도이다. 이에 따라 우리나라의 싱크대는 보통 155~160 cm 정도의 여성 신장을 가정하여 85 cm 정도로 생산된다고 한다. 필자의 싱크대는 다행히도 87 cm로, 키에 딱 맞는 높이이다. 하지만 사람의 키는 모두 같지 않고 싱크대는 고정되어 있어 문제가 발생한다. 높이 조절식 싱크대도 있지만 비용적인 부분에서 어려움이 있다. 특히 남성들은 여성보다 비교적 큰 키를 가지고 있기 때문에 조금 더 불편함을 느낄 것이다. 이 사실이 남성들의 가사 노동을 피하기 위한 핑계로 작용하지 않기를 바란다.

싱크대에서 잘 서 있기 위한 방법은 없을까? 우선 집 싱크대의 높이를 측정해보자. 너무 높은 경우에는 발판을 사용하여 비교적 쉽게 근골격계 질환을 예방할 수 있다. 싱크대의 높이가 너무 낮을 경우에는 높은 의자를 이용하거나, 그릇이 많이 쌓이기 전에 설거지하기, 다리 벌려 서기, 설거지 전·후 스트레칭 하기 등 간접적인 방법으로 질환을 예방할 수 있다. 건강을 위해 요리하는 곳인 주방이 오히려 건강을 해치지 않게끔 관리하도록 하자.

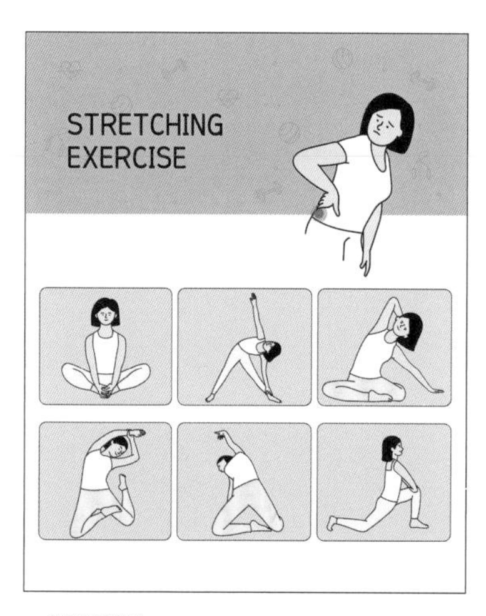

그림 1-14 설거지 전·후 스트레칭 하기

9 '짝다리'와 이별해야 할 때

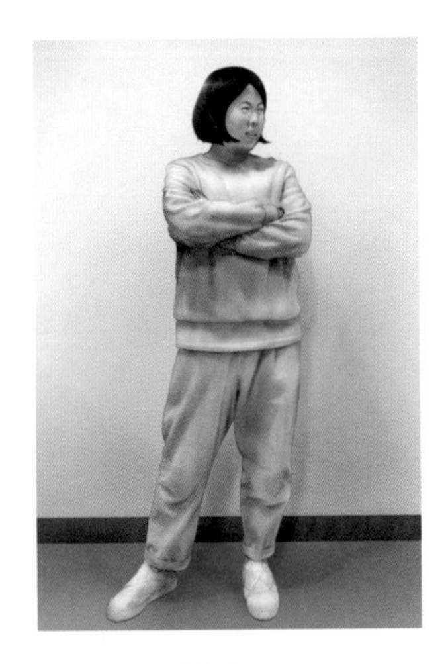

그림 1-15 짝다리

양치질할 때 또는 버스를 기다릴 때 습관적으로 '짝다리' 자세를 하고 있지 않은가? '짝다리' 자세는 근육통, 관절통과 그 외 근골격계 질환, 측만증 등을 유발하고 심지어 혈액 순환, 심폐지구력도 감소시킬 수 있는 좋지 않은 자세이다.

"자세가 틀어지지 않게 하려고 한 쪽으로 '짝다리'를 하면 반대로도 해주는데 괜찮지 않나요?"라고 말할 수도 있다. 하지만 정답은 "아니다". 만약, 우리가 만화책과 같은 이차원 속이라면 이 이야기는 맞을 수 있지만, 우리는 3차원 속에 살고 있으며 그림 1-15와 같이 하게 될 경우 자세 변형이 더 심해질 가능성이 있다. 그러면 도대체 어떻게 서 있어야 한다는 말인가?

바르게 서 있는 법

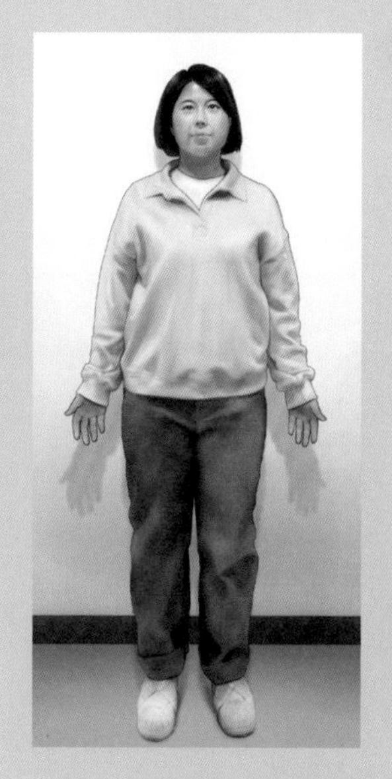
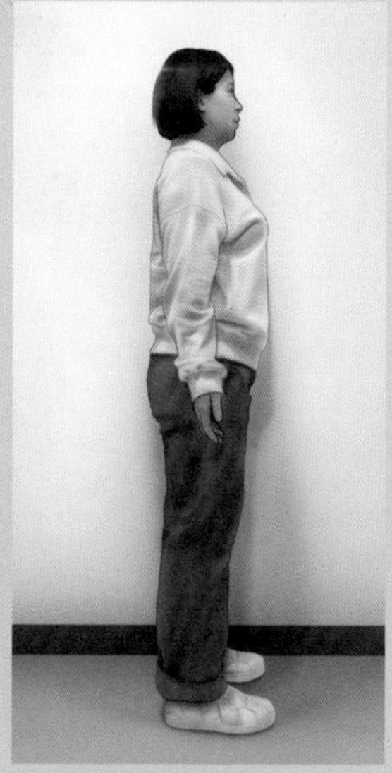

그림 1-16 밸런스 스탠딩

① 다리는 어깨 넓이로 벌리고 선다.

② 배꼽을 당기고 항문을 조여준다(이때, 체중이 약간 뒤꿈치 쪽으로 이동한다).

③ 턱과 목이 가까워지는 방향으로 가볍게 당긴다(시선이 바닥이 아닌 정면 유지).

④ 거울에 비치는 자신의 모습을 수시로 확인하며 자세를 유지한다.

자, 일어나서 한 번씩 해보도록 하자. 그리고 1분만 그 자세를 유지하자. 오늘부터 매일 밤 자기 전에 1분만 투자하자. 자세가 익숙해지면 조금씩 늘려가도록 하자. 짝다리를 버리고, 에스컬레이터를 탈 때, 또는 엘리베이터 앞에서도 바른 자세가 되도록….

10-1 밸런스 스탠딩만큼이나 놀라운 괄약근 운동

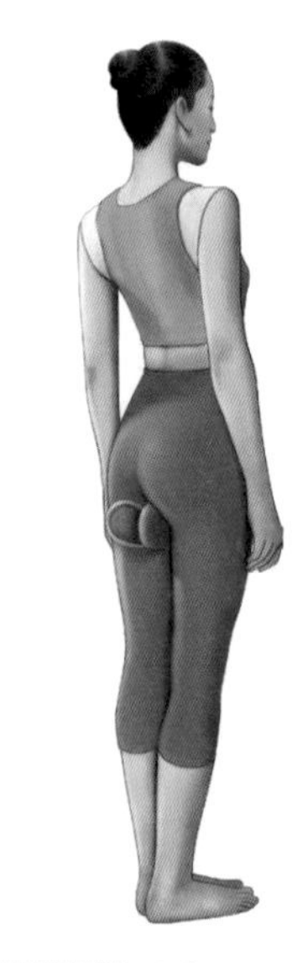

그림 1-17 괄약근 운동 <1>

'아무도 몰래 내 몸에 주는 보약', 그것은 '괄약근 운동; 케겔 운동'

이 책에서 뿐만 아니라 언론 또는 많은 매체에서 소개하고 강조하는 괄약근 수축운동은 여러 이름으로 불린다. 괄약근 수축운동 또는 항문 조이기, 케겔 운동, 항문 윙크 등 다양한 명칭으로 쓰이지만 하는 방법은 동일하다. 바로 항문 주위 근육인 괄약근을 반복하여 조였다 풀었다 하는 것이다. 이러한 단순한 운동이 왜 이렇게 추천이 되고 있는 걸까.

괄약근을 조였다 풀었다 하는 이 운동은, 미국 산부인과 의사 아놀드 케겔이 최초로 개발하여 소개한 운동 방법이다. 그리하여 Kegel exercise, 즉 케겔 운동이라고 불린다. 출산이나 노화로 인해 늘어진 골반 근육을 강화시켜 여성의 요실금, 요실변을 치료하기 위하여 개발되었다고 한다. 하지만 많은 연구를 통해 이 운동이 성감을 촉진시키는 데 효과가 있다는 것이 입증됨에 따라, 성기능을 향상시키는 운동으로도 널리 퍼지게 되었다(나무위키백과). 우리나라에서는 심지어 남성과 여성들의 정력을 증가시키는 운동으로도 소개되고 있다.

각설하고, 결과적으로 말해 이 운동을 시행한다면 우리 몸의 코어를 관장하는 근육 중에 하나인 골반밑근(pelvic floor muscle)을 강화시키는 데 탁월하고, 이는 여성의 자궁, 남성의 전립선의 순환에 관계가 깊으며, 방광, 대장, 요도, 항문에 영향을 미쳐 내장기관에도 좋은 영향을 미치는 것으로 알려져 있다. 그리하여 요실금, 요실변의 완화 또는 예방과 생식기능의 향상, 소화기능의 향상을 돕고 척추를 바로 세워주는 데도 큰 역할을 한다.

이렇게 간단한 운동 하나가 많은 이점들을 가지고 있다니, 믿기 어렵겠지만 다양한 연구결과가 이를 증명하고 있다. 그렇다면 이렇게 간단한 운동 방법을 어떻게 이용할 것인가?

10-2 밸런스 스탠딩만큼이나 놀라운 괄약근 운동(실천편)

첫 번째, 때와 장소를 가리지 않고 할 수 있다는 점을 이용하라.

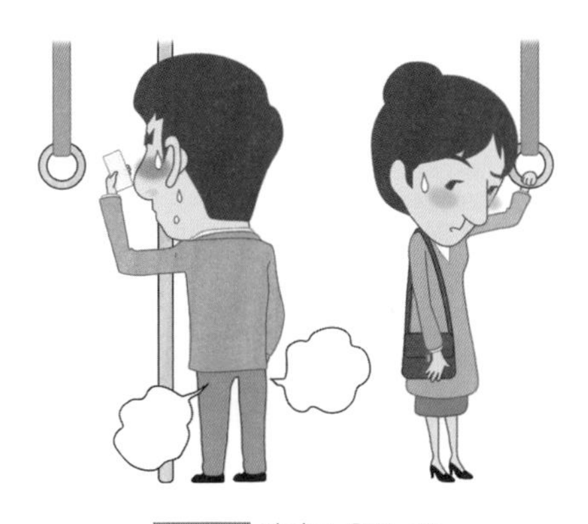

그림 1-18 괄약근 운동 <2>

요즘은 '운동을 해야 한다'라는 말 뒤에, 항상 '하지만 바쁜 일정들로 운동할 시간이 없다'라는 말이 꼬리표처럼 따라 붙곤 한다. 하지만 케겔 운동은 티내지 않고, 아무도 몰래, 언제든지 할 수 있다. 버스에서 서 있을 때, 양치를 하고 있을 때, 의자에 앉아 있을 때, 심지어 걸어 다닐 때에도(걷는 중 괄약근 수축은 반복적인 연습이 필요) 케겔 운동을 진행할 수 있다. 한 가수는 이렇게 일상에서 언제든지 가능한 케겔 운동의 유익함을 담은 노래를 제작하기도 했다.

지하철에서 또는 버스에서 쓸데없이 잡담 말고 졸지도 말고

편안하게 눈 감고 고요히 앉아 다른 사람 모르게 명상하듯이

조용히 항문을 조입시다.

중략…

인터넷할 때 TV 볼 때 너무너무 어깨에 힘주지 말고

편안하게 허리 펴고 고요히 앉아 다른 사람 모르게 명상하듯이

조용히 항문을 조입시다. Everybody 항문을 조입시다.

- 김도향, Everybody (부제: 항문을 조입시다)

재미있게 웃으며 노래를 따라 부르다보면 머리가 기억하게 되고, 또 몸이 실천하게 되면서 건강해짐을 느끼고, 그로 인해 더욱 꾸준히 운동하게 되는 유익한 선순환을 함께 만들 수 있지 않을까? 우리 모두! 항문을 조입시다!

두 번째, 모든 운동의 기초자세로 활용해라.

현재 건강과 몸매 관리 등을 위한 여러 운동법들이 우리 주변에 산재해 있다. 많은 사람들이 원하는 운동을 선택하여 나름의 건강관리를 하고 있을 것이다. 이때 기본자세와 함께 강조되는 것이 호흡이다. 여기에 추가시킬 수 있는 운동이 바로 괄약근 수축운동이다. 케겔 운동을 기초 자세와 호흡에 융합을 한다면 더 이상 강조할 것이 없을 정도로 조화로운 운동 방법이라 생각된다. 그래서 앞으로는 모든 운동에 항문을 윙크해주는 케겔 운동을 섞어서 해보길 권한다. 그에 따른 긍정적 변화는 여러분들이 먼저 느끼게 될 것이다.

세 번째, 서 있는 자세에서 늘 케겔을 함께 하라.

우리가 일을 하다가도 오랜 시간 선 자세를 유지해야 하는 경우가 있는데, 대부분 무언가를 기다리거나 손으로 반복적인 일을 할 때이다. 이때 괄약근 반복 수축을 실천해보자. 가만히 서 있어야 하는 환경에 노출되었을 때의 근 피로나 근육 손상 또는 근골격계 질환을 케겔 운동 하나를 통해 예방할 수 있다. 또한 케겔 운동은 코어 근육의 활성을 돕고 척추를 안정시켜준다. 안정된 척추는 신체의 직립성을 높여주기 때문에, 바른 자세로 서 있을 수 있게 한다.

강조하고 기억해야 할 것은 서 있는 자세와 케겔 운동을 함께 하자는 것이다. 단순해 보이는 방법이지만, 꾸준히 실천하면 여러 통증을 예방하고 구부러진 자세도 펴줄 것이다.

케겔 운동은 여러모로 인체에 좋은 영향을 미친다. 그리고 좋은 스탠딩 자세로 갈 수 있는 길도 열어 주게 된다. 망설일 필요도 없다. 이 글을 보고 있는 내내 여러분들도 얼마나 많이 괄약근을 수축해 보았을까? 지금도 괄약근을 조이고 있을 것이다. 지금 케겔 운동의 시작점을 찍었으니 앞으로도 일상생활에서 괄약근을 운동해보자. 변화는 언제나 스스로의 노력에서 온다.

11 거울을 보라

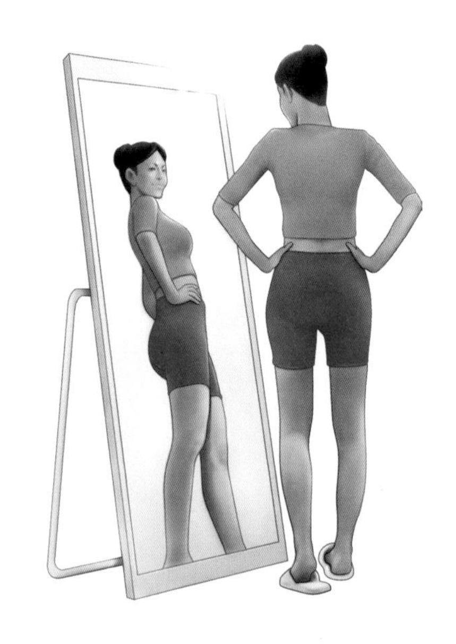

지금 서점에서 책을 읽고 있는 당신의 자세는 어떠한가? 허리가 비뚤어지지는 않았나? 목의 자세는 바른가? 자신의 자세를 자주 확인해주는 것이 디스크 등의 근골격계 질환을 예방하는 데 도움을 줄 수 있다. '아프지도 않고 일하기도 바쁜데, 귀찮게 내 자세를 확인해야 할 필요가 있을까?', '그냥 푹 쉬는 게 더 낫지 않을까?'라고 생각할 수 있지만 기억하자. 잘못된 자세는 반드시 통증을 유발한다. 허리 디스크 판정을 받고 수술대에 누웠을 때는 이미 늦었다.

자세를 확인하기 위하여 길거리에 있는 거울을 활용해보자. 건물에 비치는 나의 몸을 보면서 내 골반은 비뚤어지지 않았는지, 내 어깨 높이의 좌우가 같은지, 양쪽 발의 위치는 같은지 등을 확인해보자.

그러면 어떤 자세가 바른 자세인가? 다음을 함께 읽어보자.

바르게 서 있기

① 배꼽을 가볍게 당긴다: 바지를 입을 때 지퍼와 후크를 잠그기 위해서 배꼽을 집어넣는 느낌으로 배꼽을 집어넣는다(배꼽을 숨긴다는 느낌).

② 괄약근에 힘을 준다: 홍대로 쇼핑을 나왔는데 갑자기 배가 아프다. 화장실까지 가기 위해서는 엉덩이의 인내심이 필요하다. 이때 힘을 주듯이 하면 된다.

배꼽과 엉덩이에 차례로 힘을 주면 구부정한 자세가 반듯해지고, 체중이 뒤꿈치 쪽으로 약간 이동하는 것을 느낄 수 있을 것이다. 이 자세를 잘 기억하자. 스크린 도어에 바르게 서 있는 내 모습이 비치는가? 자, 지금 내 자세는 어떠한가?

⓬ 하지교차증후군이라고 들어는 봤나?

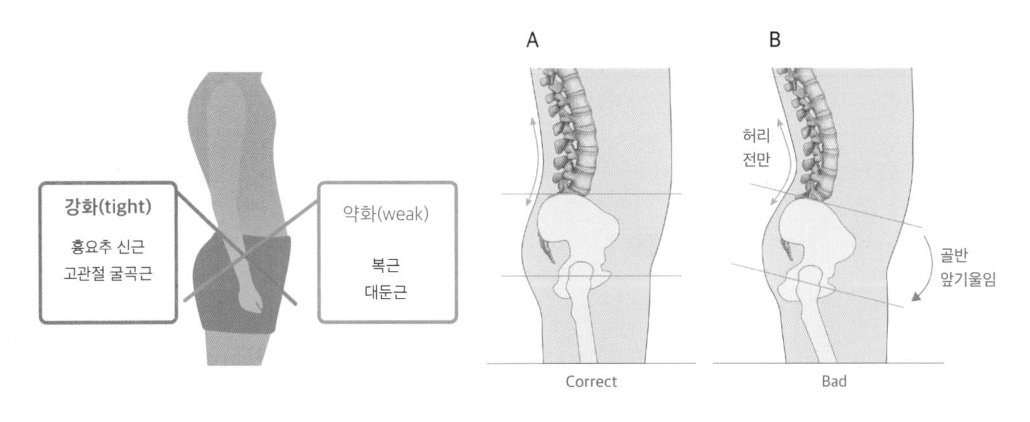

그림 1-19 하지교차증후군

그림 1-20 허리 전만과 골반의 변화

그림 1-19과 같이 나쁜 자세로 오래 서 있게 되면, 우리 몸의 앞뒤에 있는 근육이 영향을 받아 짧아지거나 약해지게 된다. 특히, 골반 주변 근육의 변화에 대한 관계를 나타낸 것을 하지교차증후군이라고 하는데, 허리 근육과 다리 근육은 짧아지고, 복근과 엉덩이 근육은 약해지게 된다. 늘어난 고무줄이 탄성을 잃어버리듯이, 이렇게 바뀐 근육은 힘이 약해져 우리 몸을 지탱할 수 없게 되고 점점 더 자세를 무너뜨리게 된다. 결국에는 그림 1-20처럼 허리뼈 커브가 더 심해지고(전만) 척추관 협착증, 디스크, 엉덩관절 및 다리관절 통증 등을 발생시키기도 한다. 그렇다면 하지교차증후군은 어떻게 치료하면 좋을까? 간단하다. 짧아진 근육은 스트레칭을 통해 늘려주고, 약해진 근육은 강화시켜주는 것이다. 다음의 그림을 따라 시행해보자.

하지교차증후군 치료하는 법

① 허리 근육 늘리기: 엎드려 절하는 자세에서 양손을 쭉 뻗어준다(그림 1-21A).

② 다리 근육 늘리기: 한쪽 다리는 쭉 뻗고 반대쪽 다리는 무릎을 세운 자세에서 체중을 앞으로 이동시키며 스트레칭한다(그림 1-21B).

③ 복근 강화 운동(디스크 환자 유의): 가장 기본적인 윗몸 일으키기 운동으로 복근을 강화시켜 줄 수 있다. 단, 날개뼈가 바닥에서 살짝 떨어질 정도까지만 시행한다(그림 1-21C).

④ 엉덩이 근육 강화 운동: 윗몸 일으키기와 같은 자세로 누워서 엉덩이를 천천히 들어준다(그림 1-21D).

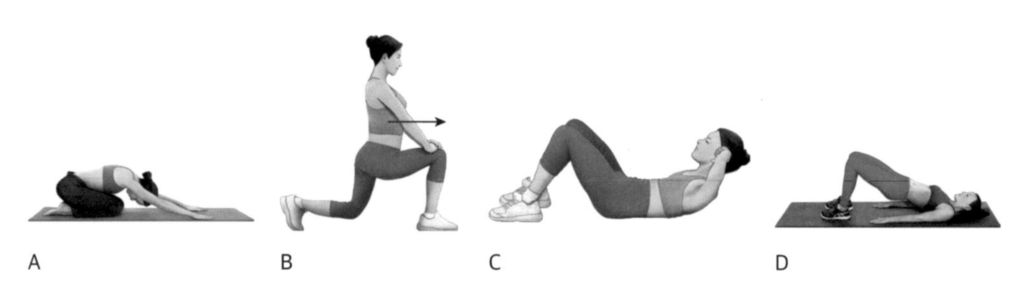

그림 1-21 하지교차증후군을 완화시키는 운동들

⑬ 조금만 걸어도 힘든 척추관 협착증 - 척추의 퇴행성 변화

오래 사용한 물건이 녹슬고 닳듯이, 나이가 들고 활동량이 많을수록 열심히 움직이던 우리 뼈도 변화를 맞이하게 된다. 잘 보이던 눈은 침침해지고, 일어나고 앉을 때마다 무릎이 아프게 된다.

퇴행성 변화의 가장 큰 원인은 노화다. 뼈에서는 칼슘이 빠져나가고, 척추를 받치는 허리세움근과 복근은 힘을 잃으며, 척추 사이에서 충격 흡수를 담당하는 디스크에서는 수분이 빠져나가게 된다. 이러한 과정이 지속되면 위쪽 뼈가 아래쪽 뼈를 누르게 되며 다양한 통증이 발생하게 된다. 인간은 뱀파이어가 아니기 때문에 이러한 변화를 피할 수는 없다. 하지만 적절한 생활습관과 운동으로 최대한 늦출 수 있다(반대로 적절하지 않은 자세나 과도한 활동량 등은 노화, 퇴행성 변화를 촉진할 수 있다).

우리 몸은 마치 톱니바퀴와 같아 서로 맞물려 움직이고 영향을 주고 받는다. 그림 1-22A와 같은 자세로 오랜 시간 컴퓨터, 운전 등을 하게 된다면 허리와 골반에 과도한 체중이 실리게 되어 뼈의 변형을 일으키게 될 것이다. 그림 1-22B와 같이 허리를 곧게 세우고 거북이 목이 되지 않게 살짝 당겨야 한다. 그리고 설 때는? '밸런스 스탠딩'하면 된다.

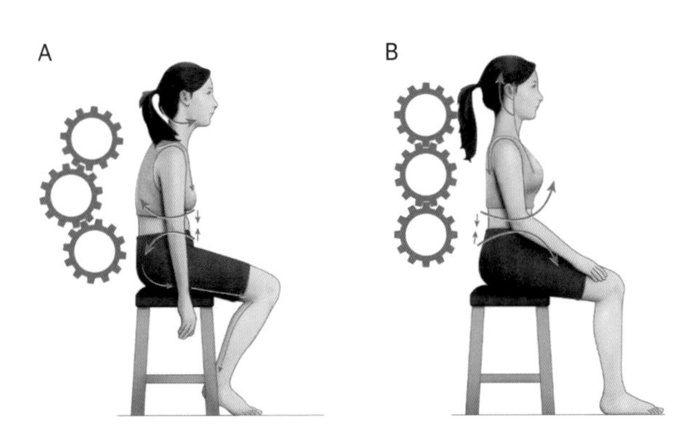

그림 1-22 뼈의 변형 유발 자세(A)와 올바른 자세(B)

두 번째 방법은 척추를 받치고 있는 척추기립근과 복근을 강하게 만드는 것이다. 이미 잘 알고 있는 ① 날개뼈만 띄우는 윗몸 일으키기, ② 엉덩이를 드는 운동, ③ 네발기기 자세에서의 운동 등으로 근육을 튼튼하게 만들어야 한다(①, ②: 그림 1-21C, D / ③: 그림 1-4 참조).

우리는 지금 100세 시대에 살고 있다. 하지만 독자들 중 누구도 건강하지 않은 100세는 원하지 않는다. 밸런스 스탠딩과 적절한 운동으로 건강한 100세를 즐기기를 바란다.

⓮ 보호대가 정말 보호돼?

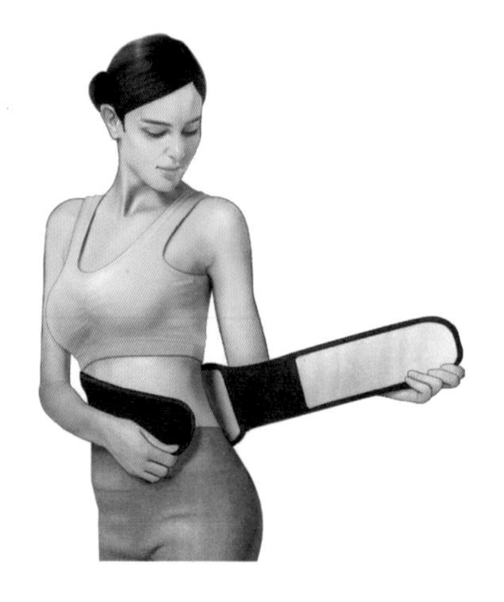

예기치 못한 손상이 발생하거나 신체 통증이 심해질 때, 힘이 달리고 관절이 불안정할 때, 무리한 활동이 예정되어 있을 때 등 사람들은 여러 가지 상황에서 보호대를 찾게 된다. 하지만 안타깝게도 대부분의 사람들은 제대로 된 보호대 착용법을 모른 채 사용하고 있다.

어떤 것이 올바른 보호대 사용법일까?

이론적으로, 체간(몸통)이 아닌 각 관절의 통증, 특히 급성기 통증 발생 시에는 손상 부위의 고정이 필요하고, 이후 더 이상의 2차 손상을 방지하기 위해서라도 보호대를 조기에 착용하는 것이 좋다. 통증과 움직임이 좋아졌다면 보호대를 제거하고 적절한 운동을 병행해준다. 그리고 만성으로 통증이 있거나 몸을 무리하게 사용하기 전에 보호대를 착용한 경우에는 종종 보호대를 벗어 압박된 신체를 풀어주고 순환시켜 주어야 한다.

허리가 아프다고 매일 보호대를 착용하고 다니는 분들이나 조금만 무리하면 통증이 발생한다며 과거에 착용했던 허리 보호대를 다시 꺼내어 착용하는 분들이 있다. 하지만 체간, 즉 허리와 경추에 보호대를 사용하는 것은 반드시 주의가 필요하다.

체간은 우리 몸을 보호하도록 만들어진 척추 근육들이 우리의 의지와 상관없이 지속적인 수축과 이완을 통해 자세를 잡아준다. 이 근육들은 최근 들어 더욱 이슈화되는 척추 심부근육, 흔히 코어 근육을 말한다.

무리한 보호대 착용은 나도 모르게(의식하지 못한 채) 수축하여 몸을 지탱해주는 코어 근육들을 약하게 만들어서 오히려 가벼웠던 통증을 만성적 질환으로 악화시킬 수 있다. 그렇기 때문에 체간과 목 부위의 보호대 착용 시에는 몇 가지 사항을 지켜주어야 한다.

첫 번째, 정말 통증이 심할 때만 보호대를 착용하도록 한다.

예를 들어 통증 때문에 움직이기가 힘든 수준 또는 병원을 가려는데 걷기조차 힘든 정도의 경우에만 착용해야 한다.

두 번째, 평소보다 무리한 활동을 해야 하는 상황일 때 보호를 목적으로 미리 보호대를 착용하는 것을 권한다.

물건을 많이 옮긴다거나, 김장을 담가야 하거나, 어쩔 수 없는 상황에서의 활동, 운동 등을 할 때이다. 평소 활동량에 비해 무리가 예상되는 경우, 체간에 통증이 발생될 가능성이 있을 때 보호의 목적으로 활동 전 미리 보호대를 착용하는 것을 추천한다.

마지막, 장시간 착용하지 않는다.

체간 보호대를 착용할 때 위의 상황에 부합한다 하더라도 코어근육이 본래의 자기 역할을 잊지 않도록 해야 하기 때문에 장시간 보호대를 착용하는 것은 좋지 않다. 보호대를 착용하면서도 통증의 지속 상태가 어떠한지 수시로 확인해야 하고, 압박된 부위를 순환시켜 주어야 하기 때문에 더욱 장시간 착용은 금해야 할 것이다.

보호대의 작용 요약

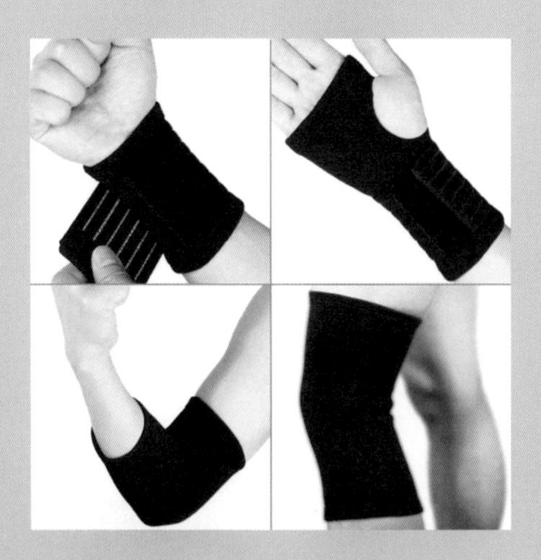

(1) 각 관절(손목, 발목, 무릎 등)

① 급성기 손상 시 손상 부위 보호와 2차 손상 예방을 위해 보호대를 착용하라.

② 무리한 관절운동 전, 보호를 목적으로 보호대를 착용하라.

③ 수시로 보호대 착용을 벗어 압박 부위를 순환시켜라.

(2) 체간

① 심한 통증의 경우에만 착용하라(통증이 어느 정도 호전된다면 착용하지 않는다).

② 무리가 예상되는 활동을 할 때 보호의 목적으로 미리 착용해 주어라.

③ 장시간 착용을 금하라(수시로 벗어서 통증이 호전되는지 확인해야 한다).

이 글을 통해 가볍게 생각했던 보호대에 대해 경각심을 가지길 바란다. 잘못된 보호대 착용으로 힘들게 쌓아 올린 건강이 쉽게 무너질 수 있음을 기억해 주었으면 한다.

올바른 보호대 착용을 통해 생활의 질을 조금 더 높여보자.

⑮ 유연한 골반 만들기

골반은 하나의 뼈가 아닌 그림 1-23, 그림 1-24 와 같이 꼬리뼈, 엉치뼈 등을 포함한 복합체이며, 배꼽과 엉덩이 사이에 위치한 구조물이다. 골반은 허리 척추와 함께 우리 몸을 받치는 데 필수적인 역할을 한다. 서서, 앉아서, 그리고 나쁜 자세로 오래 일하는 현대인들은 다양한 색의 골반뼈(그림 1-24, 놀랍게도 골반뼈는 하나로 이루어지지 않았다)들이 서로 어긋나고 비뚤어지기 쉬워 뻣뻣해지고 허리와 엉덩이 통증, 디스크 등의 다양한 질환이 발생할 수 있다. 또 양쪽 다리와 연결되어 있기 때문에 다리, 무릎, 발목까지 영향을 미치게 된다. 이러한 상태의 골반은 마치 빡빡해서 잘 열리지 않는 서랍과 비슷한 상태가 된다. 서랍이 잘 열리지 않을 때 윤활유를 발라주면 이전과 비슷하게 사용할 수 있듯이, 우리 골반도 기름칠을 해서 부드럽게 만들어 주어야 한다.

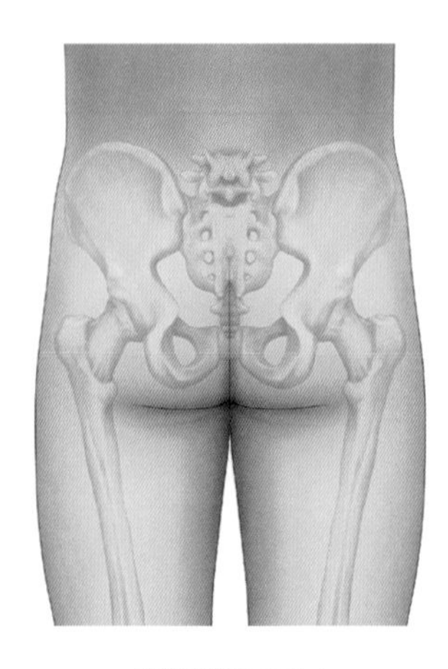

그림 1-23 골반뼈

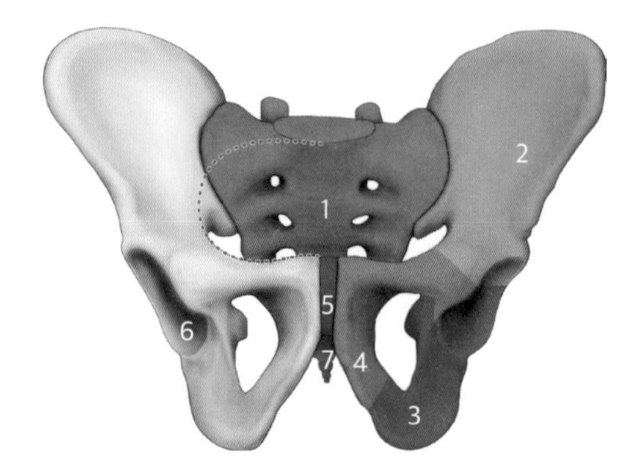

그림 1-24 골반뼈의 해부학적 구조
1. 천골, 2. 장골, 3. 좌골, 4. 치골, 5. 치골결합, 6. 관골구, 7. 미골

유연한 골반을 위한 대표적인 운동은 골반 기울이기 운동과 근육 스트레칭이다.

(1) 골반 기울이기 운동: 바르게 앉아서 허리에 손을 올리고 배꼽을 내민다는 느낌으로 골반을 내밀었다가 배꼽을 숨기듯이 배에 힘을 주어 골반을 뒤로 당겨준다. 의자에 앉아서 하면 더욱 효과적이다(그림 1-25).

(2) 골반 근육 스트레칭: 의자에 앉아 한쪽 다리를 반대쪽 다리에 올려준 다음, 가슴이 무릎에 닿는다는 느낌으로 상체를 숙여준다(허리는 반드시 편 상태로 시행한다)(그림 1-26).

우리 몸은 유연성이 부족하면 문제가 발생하기 쉽다. 위의 운동을 꾸준히 한다면 통증 없이 오랫동안 즐겁게 생활할 수 있을 것이다.

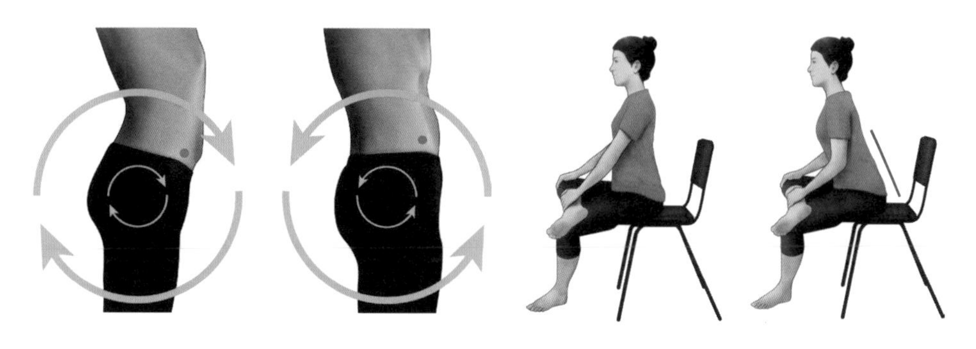

그림 1-25 골반 기울이기 운동

그림 1-26 골반근육 스트레칭

⑯ 스탠딩 근육과 관리법

: 척추기립근(ES), 복근(Abd.), 엉덩허리근(iliopsoas), 중간볼기근(gluteus medius), 넙다리근막긴장근(TFL), 넙다리 두갈래근(biceps femoris), 장딴지근(GCM.), 가자미근(soleus), 앞정강근(soleus)

등 뒤에서 척추를 세워주는 ① 척추기립근, 허리 주변에 위치한 ② 복근, ③ 엉덩허리근(iliopsoas)이 있고, 다리 쪽으로 내려가면 ④ 중간볼기근(gluteus medius)과 ⑤ 넙다리근막긴장근(TFL), ⑥ 넙다리 두갈래근(BF), 그리고 마지막으로 무릎 밑으로 ⑦ 장딴지근, ⑧ 가자미근과 ⑨ 앞정강근이 잘 서 있기 위해 끊임없이 활동하고 있다. 자세를 유지하는 이러한 근육이 정상적으로 기능하지 못한다면, 다양한 통증이 발생할 것이다. 반대로 이 근육이 효율적으로 작용한다면, 건강하게 '잘' 서 있을 수 있을 것이다. 그럼 스탠딩 근육의 관리법에 대해서 알아보도록 하자.

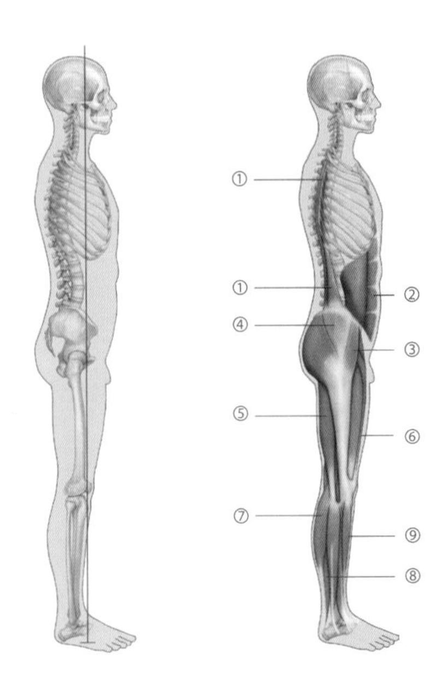

②, ④, ⑧, ⑨번: '주로' 근력 강화해야 하는 근육
①, ③, ⑤, ⑥, ⑦번: '주로' 스트레칭해야 하는 근육

그림 1-27 스탠딩 근육

근력 강화법

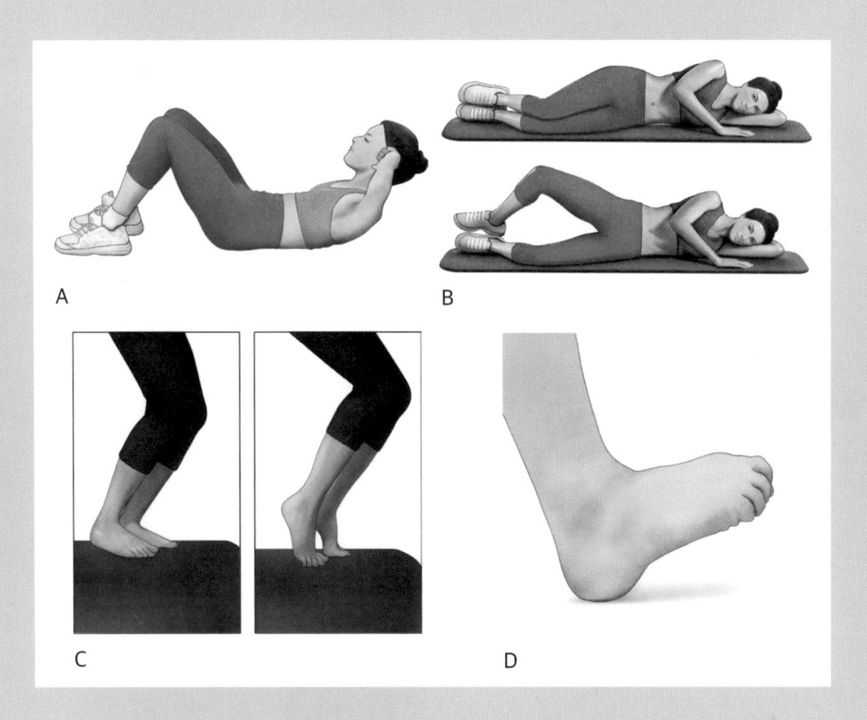

그림 1-28 스탠딩 근육 관리 <1> - 근력 강화법

② 복근: 등의 날개뼈가 바닥에서 떨어질 정도까지의 윗몸 일으키기 운동과 바지를 잠글 때 배꼽을 넣는 느낌으로 하는 배꼽 당기기를 '오래' 유지하도록 하자(A).

④ 중간볼기근: 양쪽 다리와 무릎을 90°씩 구부린 상태로 옆으로 누워 위쪽 다리만 천장 쪽으로 들어준다. 골반이 뒤로 넘어가지 않게 손으로 잡아주고 시행하자(B).

⑧ 가자미근: 바르게 선 자세에서 반드시 무릎을 구부리고 까치발을 들어준다(C).(넘어짐을 방지하기 위해 의자나 책상을 잡고 시행한다)

⑨ 앞정강근: 걸을 때 발목을 들어주는 역할을 하는 앞정강근은 굽이 높은 신발을 자주 신는 여성들에게서 자주 약해지는데, 발가락을 오므린 상태에서 발목을 올렸다 내렸다 반복해준다(D).

스트레칭법

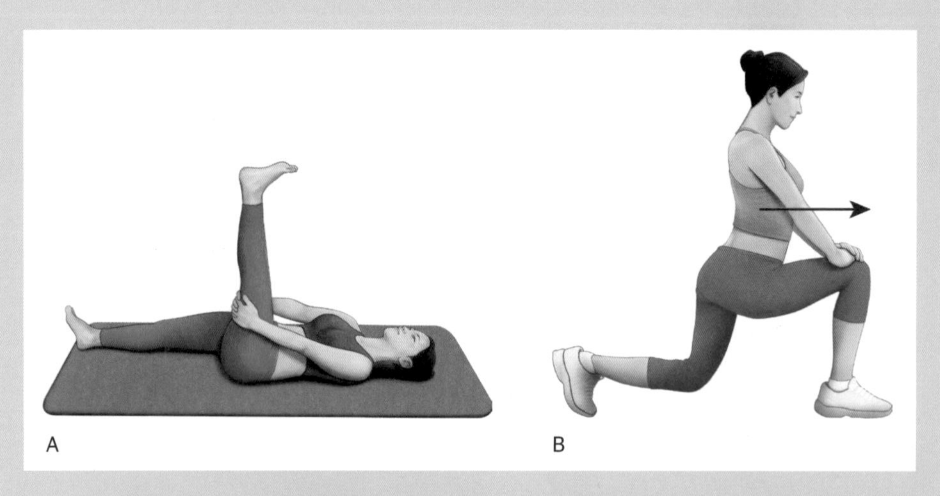

그림 1-29 스탠딩 근육 관리 <2> - 스트레칭법

① 척추기립근, ⑤ 넙다리근막긴장근, ⑥ 넙다리 두갈래근, ⑦ 장딴지근: 바로 누운 상태에서 양 손으로 허벅지 뒤쪽을 잡고 발목을 당기며 천천히 무릎을 펴준다(A).

③ 엉덩허리근: 앞쪽 다리는 ㄱ자로 세우고, 뒤쪽 다리는 ㄴ 모양으로 늘어뜨린 무릎서기 자세에서 배꼽을 앞으로 내밀면서 뒤쪽 다리 앞쪽에 당기는 느낌을 느껴보자. 특히 허리 통증으로 고생하는 사람은 반드시 해보도록 하자(B).

17-1 앉지 마라

사람들은 걷거나 서 있기보다 앉아 있는 것에 더 많은 시간을 할애한다. 심지어 앉아 있는 시간이 서 있는 시간보다 많으니 좋은 의자에 앉아야 한다는 광고까지 있을 정도이다. 다양한 기술의 발전과 빠른 속도로 성장한 IT 기술에 의해 얻어진 많은 편의시설들이 오히려 우리의 몸에 악영향을 끼칠 수도 있는 상황이 된 것이다.

대기업 IT 부서에서 근무하는 고OO씨는 오전 8시에 출근을 한다. 오늘의 뉴스와 사설들을 읽으며 커피 한 잔의 여유를 즐긴다. 그리고 앉은 상태로 줄곧 9시부터 1시까지 업무 처리를 하다 겨우 점심때가 되어서야 일어나서 식당으로 향한다. 오후 일과도 4시간을 똑같이 앉아서 일을 한다. 이런 일상을 반복하며 살아가는 고OO씨는 대한민국의 평범한 직장인일 것이다.

하지만 최근 소변을 보는 것이 불편해 병원을 찾았고, 그 곳에서 '전립선 비대증'이라는 진단을 받았다. 그는 자신의 문제를 의아해했고, 의사는 이렇게 조언한다. "너무 오래 앉아 있지 마세요."

'계속 컴퓨터를 봐야 하는 업무를 가진 내가 어떻게 앉지 않고 일을 할 수가 있지?' 속으로 이런 반문이 떠올랐지만 입 밖으로 내지는 못한다. 의사의 말이 맞다. 어쩔 수 없는 현실은 자신의 몫이라는 생각이 들었다. 결국 그는 어제와 다름없이 여전히 앉아 업무를 보고 있다.

고OO씨는 대한민국의 평균 회사원이다. 이런 평범한 사람들에게 일어날 수 있는 질환 중 하나인 전립선 비대증은 주로 오랜 시간 앉아서 일을 하는 사람들에게 발생한다. 전립선 비대증뿐만 아니라 앉는 생활의 비중이 늘어날 때 유발할 수 있는 질환들은 아주 다양하다.

대표적으로 앉아서 생길 수 있는 질환으로는 허리와 목 디스크, 그 밖에도 무릎관절염, 하지정맥류, 하지 부종, 고관절염, 치질, 방광 질환, 소화기계 질환 등으로 아주 다양하다. 나열한 질환들은 사실 아주 단순히 오래 앉아 있지 않고 서 있기만 해도 어느 정도 좋아질 수 있다. 그렇다면 이런 회사원들은 어떻게 앉아 있지 않고 일을 할 수 있을까?

17-2 앉지 마라(솔루션)

최근에 그림 1-30, 그림 1-31 에서 보는 것처럼 서서 일할 수 있는 책상이 시중에 보급되고 있다. 발 빠른 회사에서는 이 책상을 권장 및 보급하고 있다. 성과 향상에 좋은 영향을 주었다는 결과가 보고되었기 때문이다. 이 책상을 이용하여 서 있는 생활습관을 가지고 휴식 때만 앉을 수 있도록 직원들의 일상에 변화를 준 것이다. 이런 방법은 오랜 시간 앉아 있음으로 발생할 수 있는 근골격계 질환의 유병률을 낮춰주고, 그로 인한 피로감, 근육의 불균형 등을 해결하여 혈액순환의 저하를 막고 내분비계의 호르몬 불균형이 일어날 수 있는 확률을 낮춰준다.

그 결과, 근골격 질환을 예방하거나, 또는 건강을 회복시켜주어 일의 능률이 오르는 결과를 얻게 된 것이다. 뿐만 아니라 질병휴가의 평균 일수 또한 줄어들게 되어 직원들이 회사 업무 성과에 기여할 수 있는 시간도 늘어나게 되었다.

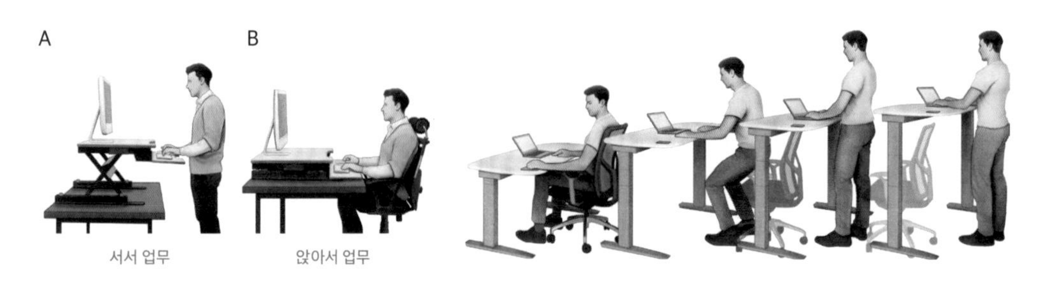

그림 1-30 높이를 조절할 수 있는 받침대

그림 1-31 높이를 다양하게 조절할 수 있는 책상

이렇듯 우리는 여러분들에게 되도록 앉아 있기보다는 서 있기를 권장한다. 이를 귀찮고 번거로운 숙제라 여기지 않고 스스로에게 제일 중요한 건강과 직장에서의 능률, 그리고 성과와 직결되는 일이라고 생각한다면 스탠딩이란 그렇게 힘든 과제가 아닐 것이다. 이 글을 읽고 지금 잠시 무릎을 펴 일어서 보는 것도 좋은 시작이다. 한 번 더 기억해보자, 오랜 앉은 자세로 기인한 문제점들의 솔루션은 아주 간단하다. 바로 스탠딩이다!

18 너의 자세는?

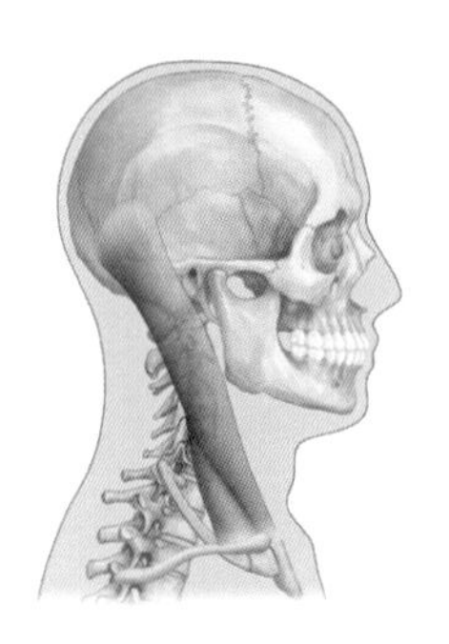
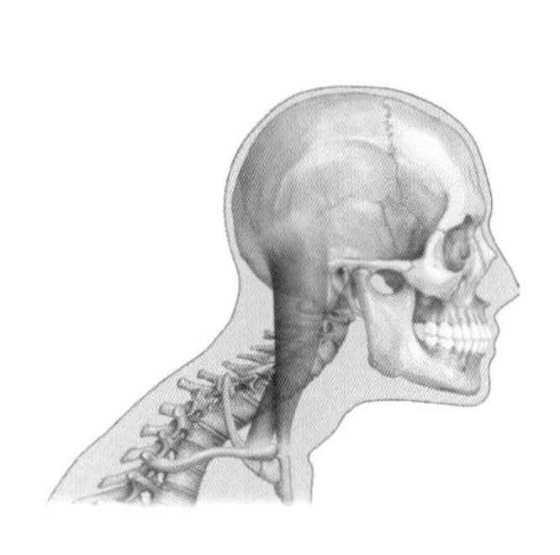
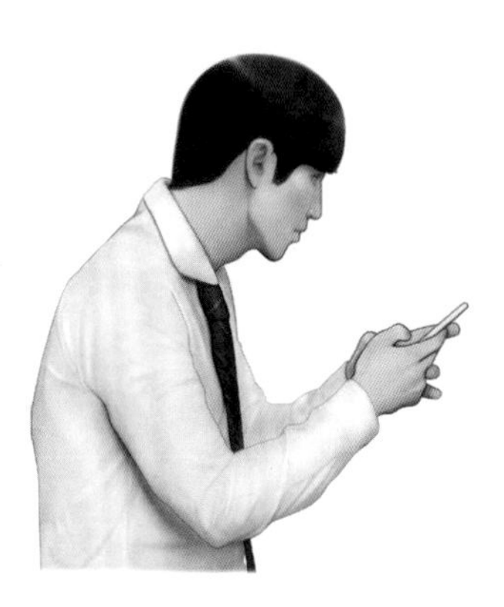

그림 1-32 거북목

지하철을 기다리는 당신은 스마트폰을 꺼내든다. 내리기 직전까지 스마트폰의 불빛을 바라보는 당신은 거북목 증후군이 되기 직전이다. 거북목 증후군이란, 컴퓨터와 스마트폰의 과도한 사용으로 사람의 목이 마치 거북이처럼 앞으로 쭈욱 나오는 질환으로, 목과 어깨의 극심한 통증과 디스크 등의 2차 질환을 유발한다. 지하철과 버스를 기다릴 때의 내 모습을 생각하면 쉽게 이해할 수 있을 것이다. 그러면 내 자세가 바른지 아닌지는 어떻게 확인해야 할까? '눈'을 이용하는 것이 가장 쉬운 방법이다.

자신의 자세를 스스로 확인하는 방법

① 거울, 지하철 스크린도어 등 자신의 몸이 비춰지는 곳에 바르게 선다(자신의 자세를 확인하기 위해서는 매일 같은 위치에서 하는 것이 더 효과적이다). - p.44 <거울을 보라> 편 참조.

② 어렸을 때, 선생님이 "손, 허리"를 외치면 우리는 허리에 손을 올리곤 했었다. 손을 허리에 올리면 그 부위에서 느껴지는 뼈가 있을 것이다. 그 뼈의 높이 차이는 허리 통증과 밀접한 관계가 있다. 만약 뼈의 높이가 눈에 띄게 차이가 난다면 당장 병원으로 가보라.

③ 이번에는 거울이 나의 옆모습을 비추게 서자. 다시 한 번 '손, 허리'를 하고, 그 손이 발뒤꿈치와 일직선을 이루는지 확인해보자. 만약 발 중간이나 발가락과 일직선상에 있다면 당신은 잘못된 자세로 서 있을 확률이 매우 높다.

사실, 자신의 자세를 인식한다는 것은 쉬운 일은 아니다. 바른 자세를 알아도 직업에 따라 바른 자세를 하기 힘들 수도 있다. 하지만 인간의 평균 수명은 점점 길어지고 있고, 길어진 삶을 건강하게 오래 누리기 위해서는 우리 몸을 아껴야 한다. 그 첫 걸음이 바로 '바른 자세'인 것이다. 고장난 스마트폰은 쉽게 바꿀 수 있지만, 당신의 허리와 어깨를 바꾸는 것은 참으로 어렵다는 것을 반드시 기억해라.

⑲ 이것 하나만 알아도 당신은 지식인 - 엉덩관절(Hip Joint)

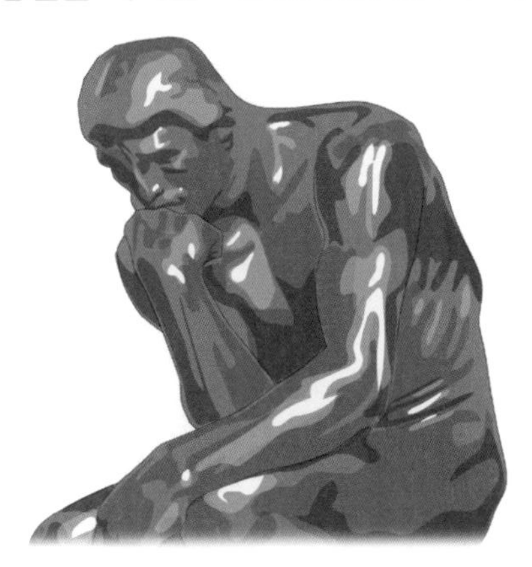

그림 1-33 로댕의 생각하는 사람은 엉덩관절에 무리를 주는 자세를 취하고 있다.

엉덩관절(고관절)은 사람의 몸에서 가장 큰 관절이다. 가장 크다는 것은 그만큼 중요하다고도 볼 수 있다. 엉덩관절의 뼈는 골반과 넙다리뼈(허벅지뼈) 몸 쪽 부분으로 이루어져 있다. 엉덩관절은 구와 소켓으로 구성되어 있고, 주변에 관절주머니, 인대, 근육 등으로 안정성과 가동성을 높인다. 정상적인 일상생활을 하려면 굽힘이 120°, 벌림과 바깥돌림이 20°는 되어야 한다. 골반은 역삼각형 모양을 형성하고 있고, 몸의 균형을 유지하며 몸통과 다리가 움직일 수 있는 핵심 역할을 한다. 체중을 지지하고 발바닥에서부터 올라오는 힘을 골반으로 전달해 주기도 한다.

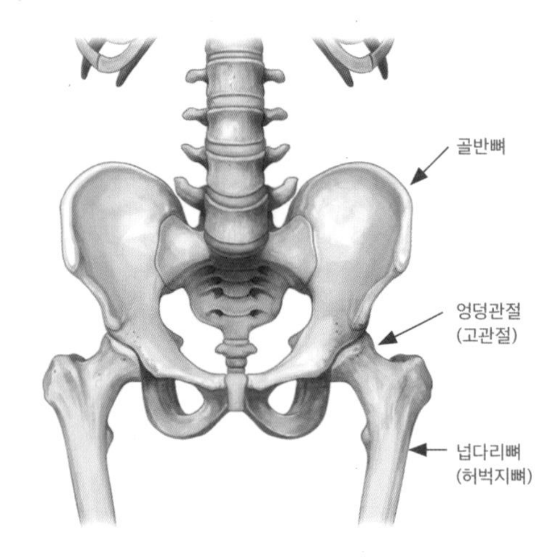

그림 1-34 엉덩관절 <1>

평소 취하는 가장 편한 자세를 취한다. 정면을 기준으로 삼는다. 자신의 발을 살펴본다. 발가락은 어디를 향하고 있는가? 대부분 발가락은 몸의 중심에서 바깥쪽을 향하고 있다. 무릎을 살펴보자. 발가락과 마찬가지로 무릎도 바깥쪽을 향하고 있다. 엉덩관절 역시 바깥쪽을 향하고 있지만 크게 느껴지지는 않는다.

이제 골반의 상태를 확인해 보자. 사람의 몸을 옆에서 보았을 때 골반이 자리를 잘 잡고 있을 때를 중립 위치라고 한다. 그렇지 못할 때는 2가지의 위치 변화를 나타낼 수 있다.

첫째, 골반 앞쪽 경사(기울임)이다.

엉덩관절 굽힘근과 등의 폄근이 작용하면서 엉덩관절이 굽혀지고 허리뼈가 펴진다. 기립할 때 몸통의 중력중심선은 엉덩관절이 축보다 앞에 있다.

둘째, 골반 뒤쪽 경사(기울임)이다.

엉덩관절 폄근과 몸통 굽힘근이 작용하면서 엉덩관절이 펴지고 허리뼈가 굽혀진다. 기립할 때 몸통의 중력중심선은 엉덩관절의 축보다 뒤에 있다. 일상생활에서 엉덩관절은 가동범위가 크지 않다. 평소 발끝을 내 얼굴 높이만큼 올릴 일은 거의 없다. 사용할 일이 없다 보니 엉덩관절 주위의 구조들은 그 유연성을 잃게 된다. 흡수되어야 할 힘들이 척추에 잘못 전달되면서 요통, 허리/목 디스크 등이 쉽게 발생할 수 있다. 그렇기 때문에 유연하게 엉덩관절(고관절)을 유지해야 관련 질환을 예방할 수 있을 것이다.

자, 이제 기지개를 펴고 다음으로 넘어가보자.

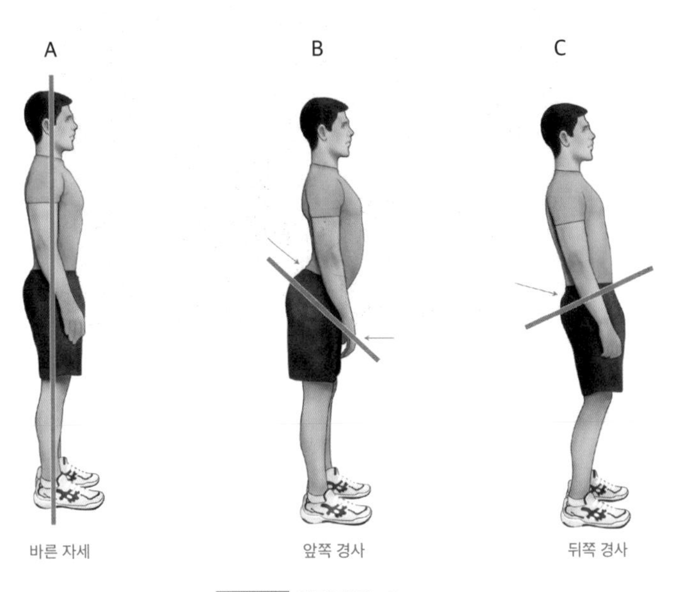

그림 1-35 엉덩관절 <2>

02

발

1 맨발로 서라! 그리고 느껴라!

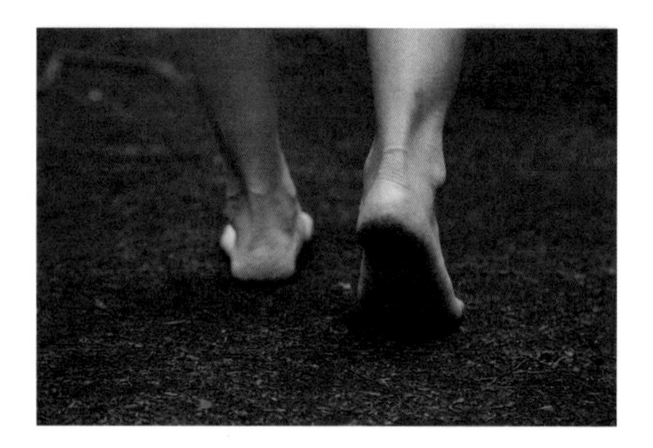

튼튼하게 가지가 굵은 나무도 기초적인 뿌리가 중요하듯이 인체의 뿌리에 위치한 발바닥, 발목의 건강이 기초적으로 중요함을 알 수 있다. 고로, 발목이 건강해야 우리 몸도 올바른 스탠딩(standing)을 지킬 수 있게 된다.

발목의 건강을 지키기 위해서는 일단 많이 느껴야 한다.

흔들리는 바닥면을 느끼고, 불안정함을 통해 자극을 받는 등 맨발로 바닥면을 자주 경험해야 발목과 발바닥에 위치한 수많은 감각스위치에 다량의 정보가 유입되어 몸이 항상 올바르게 유지될 수 있도록 해준다.

이러한 자극을 일상에서 느낄 수 있는 방법은 맨발로 여기저기를 다녀보는 것이다. 기회가 된다면 신발을 벗고 여러 바닥면을 경험해보며 흔들리는 발목을 느껴 보자. 근처의 공원이나 운동장을 맨발로 거닐어 보는 것도 추천한다.

발목의 안정성은 인체에 있어 매우 중요하다.

발은 무심히 다른 관절과 비슷하려니 생각할 수 있지만, 사실 그렇지 않다. 발목은 수많은 뼈와 여러 관절, 그것을 받쳐주는 인대, 근육으로 구성되어 있다. 이 복잡한 구조는 신체 하중의 대부분을 탄력적으로 받아내기 위한 뛰어난 안정성을 가지고 있다.

발과 발목의 안정성은 걷고 뛰고 다양한 움직임들을 만들어준다. 그리고 무의식 중에도 복잡한 발의 구조에서 입력된 많은 정보와 신호가 뇌에 전달이 된다. 그중 특별한 발의 신호는 바닥면에서 올라오는 여러 정보들을 알아채고 우리 몸과 자세를 올바르게 유지할 수 있도록 지속적인 지시를 몸 전체에 보낸다. 곧 몸을 바로 세워주는 것이다.

그렇기 때문에 평소에 발바닥과 발목에 다양한 자극을 주는 노력을 하는 것이 좋다. 이는 발목 관절에 적당한 긴장감을 유지시켜주어 간혹 예상치 못한 자극에서 오는 상해, 발목을 접질리는 등의 근골격계 손상을 예방할 수 있고 신체의 전반적인 안정에도 좋은 영향을 주기 때문이다.

그냥 지나치던 딱딱한 바닥이나 물렁한 매트 또는 모래사장, 자갈밭, 흙바닥 등이 무심히 보이지 않을 것이다. 흔들리는 지하철, 모양과 느낌이 다른 계단들, 느껴지는 모든 바닥들을 느껴라. 작은 관심과 실천들이 몸을 바로 세워준다.

❷ 나는 평발일까?

지금 발뒤꿈치를 만져 보자. 그리고 발바닥을 따라서 엄지발가락까지 천천히 움직여 보자. 그러면 중간 부분에 오목하게 들어간 부분이 있는데, 이곳이 바로 발의 아치이다. 서 있을 때 체중을 지지해주는 역할을 하는 아치는 높아도 낮아도 문제가 된다. 아치의 높이가 적절하지 않으면 서 있거나 걸을 때에 체중을 효과적으로 분산시켜 주지 못해 족저근막염, 발바닥 통증, 종아리 통증 등을 유발한다. 더 나아가 무지외반증, 무릎, 고관절, 허리 통증을 발생시킬 수 있다. 특히 아치가 정상보다 낮은 것을 평발이라고 하는데, 이러한 평발을 확인하는 방법을 알아보자.

평발 확인하는 법

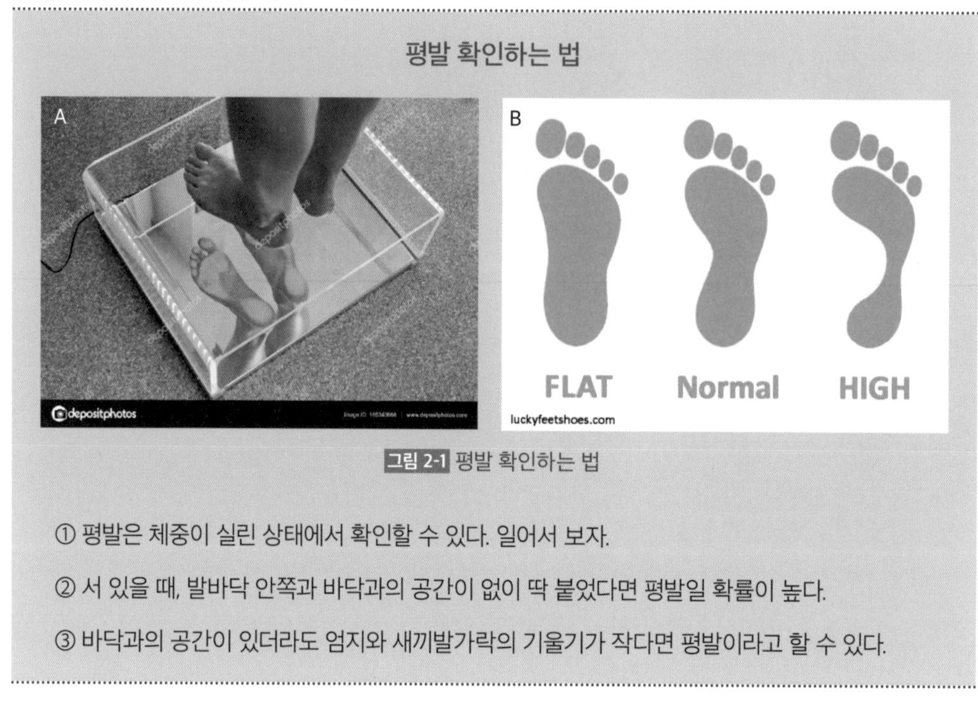

그림 2-1 평발 확인하는 법

① 평발은 체중이 실린 상태에서 확인할 수 있다. 일어서 보자.

② 서 있을 때, 발바닥 안쪽과 바닥과의 공간이 없이 딱 붙었다면 평발일 확률이 높다.

③ 바닥과의 공간이 있더라도 엄지와 새끼발가락의 기울기가 작다면 평발이라고 할 수 있다.

평발의 원인은 다양하지만, 근육이 약해져서 오는 경우가 많다. 반대로 말하자면, 근육의 힘을 키운다면 교정이 가능하다. 계속해서 운동 방법을 보도록 하자.

평발 운동

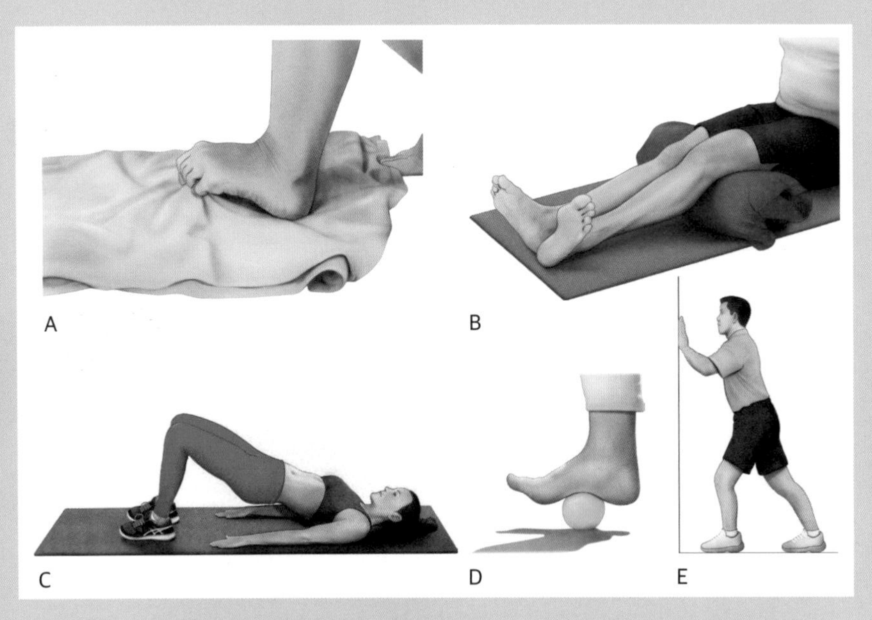

그림 2-2 평발 운동법

① 발 밑에 가벼운 수건을 놓고 의자에 앉아서 발가락으로 수건을 꼬집듯이 잡았다가 풀어준다. 이 동작을 반복한다(A).

② 양 뒤꿈치를 붙인 채로 앉아 양 엄지발가락이 서로 멀어지게 발목을 들어준다(B).

③ 복근에 힘을 주고 엉덩이를 천천히 들어준다(브릿지 운동)(C).

④ 테니스공이나 딱딱한 물체를 발바닥 밑에 두고 천천히 압박해주면서 풀어준다(D).

⑤ 벽을 짚고 서서 한쪽 다리는 뒤쪽에, 나머지 다리는 앞쪽에 둔다. 앞쪽의 무릎을 천천히 구부리면서 뒤쪽 종아리 근육을 스트레칭 한다(반드시 뒤쪽 무릎은 펴야 하고, 뒤꿈치는 바닥에서 떨어지지 않아야 한다)(E).

평발인 사람들은 오래 걸으면 그렇지 않은 사람보다 피로감이 훨씬 크다. 꾸준한 교정 운동으로 통증은 내리고 활동은 올려보자.

❸ "아이고 다리야!!"- 쥐는 왜 날까?

"아이고 다리야!"

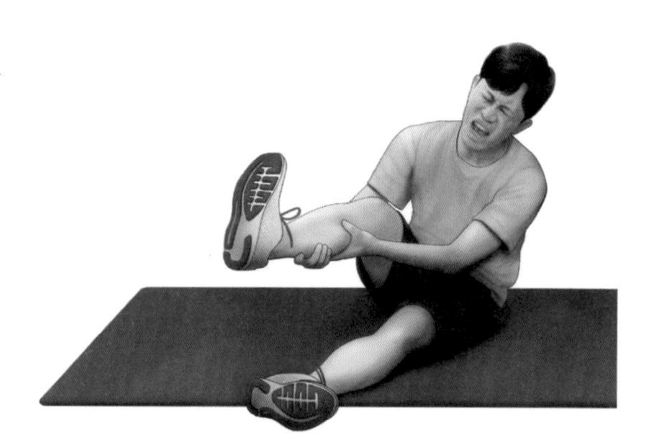

잠을 자거나 일상생활을 하던 중 근육이 알 수 없이 경직되어 통증이 일어나는 현상을 한 번쯤은 경험했을 것이다. 참으로 고통스럽지만 원인을 잘 알지 못한다. 이유와 증상은 여러 가지지만 우리는 '쥐' 또는 '쥐가 났다'라는 표현을 사용하는데, 이러한 급성 근육 경련에 왜 '쥐'라는 표현이 붙게 되었는지도 잘 알지 못한다. 하지만 왜 일어나는지, 어떻게 하면 사전에 예방할 수 있는지는 궁금할 것이다. 놀랍게도 몇 가지 습관을 고치는 것만으로도 쥐를 막을 수 있다.

쥐가 나는 원인은 수분 부족, 근육의 피로감, 급성 근육 활동, 혈액순환 장애, 전해질 부족, 무기질 결핍과 근골격계 질환, 근육섬유의 유연성 부족 등으로 다양하다. 어떻게 보면 쥐가 나는 원인이 정확하게 밝혀지지 않은 것이 맞다. 그렇기 때문에 예방이 최선이며, 그 접근은 다각도로 이루어져야 한다.

첫 번째, 혈액순환에 신경 쓰자.

하루 적당량의 수분 섭취, 그리고 그 수분이 원활하게 순환될 수 있도록 적당량의 유산소성 운동을 해 주어야 한다. 다시 말해, 하루에 권장하는 2 L의 물을(세계보건기구

WHO 기준) 조금씩 자주 나눠 마시고, 숨이 약간 찬다는 느낌의 유산소 운동을 주 2~3회 해야 한다는 것이다. 기본적인 습관만 몸에 베이더라도 쥐는 예방이 가능하다.

두 번째, 적당한 근육운동

근육운동은 꼭 필요하다. 하지만 운동의 과와 소는 인체에 해가 될 수 있다는 사실을 많은 연구가들이 이야기한다. 그러므로 적절한 근육운동을 해야 쥐를 막을 수 있다.

'적절'이란, 많은 연구가들이 주당 몇 회, 하루 몇 시간 등 구체적으로 정해놓은 시간을 말한다. 하지만 우선은 몸이 굳지 않을 정도나 무리가 되지 않는 정도, 즉 운동이 많이 되었다는 느낌을 받지 않는 정도의 운동이 적절한 운동이라고 생각된다. 누군가 정해놓은 운동량이 아니라, 스스로가 판단했을 때 몸에 무리가 없으며 다양한 근육의 쓰임을 경험하는 정도의 운동량을 직접 본인이 만들어 시행하라고 권하고 싶다.

세 번째, 근육을 굳어지게 하지 마라.

근육을 가만히 있지 않게 하는 것만으로도 쥐가 나는 것을 간단하게 예방할 수 있다는 이야기이다. 장시간 앉아 있거나 서 있을 경우, 지속적인 스텝의 변화, 뒤꿈치 들어주기, 발가락 움직이기 등 근육이 굳어질 수 있는 상황들을 방치하지 말고 지속적인 변화를 주자! 지금 앉아 있다면 서면 되고, 서 있다면 앉아 주자. 최근에 걷지 않았다면 걸어주고, 너무 누워 있었다면 일어나자. 간단하다.

제시한 잘못된 생활습관을 고치고, 필요한 생활들을 몸에 익히기만 해도 여러분들은 "아이고 다리야!!"라고 외치던 과거의 모습과 멀어질 것이다.

❹ 해석이 되지 않는 동맥경화

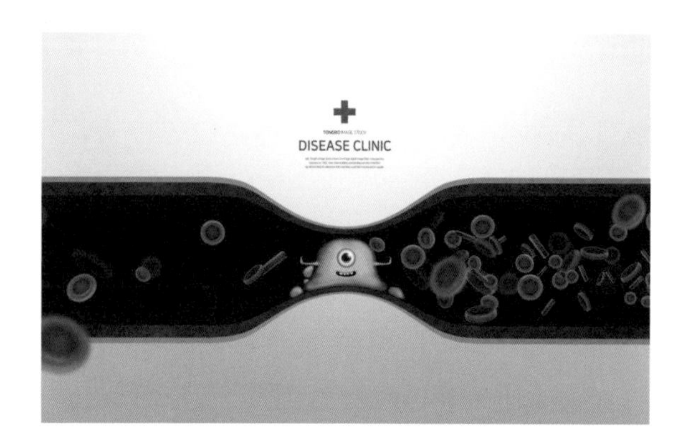

동맥경화란, 말 그대로 동맥이 경화, 즉 딱딱해진다는 의미이다. 혈관은 심장에서 뿜어낸 혈액이 흘러가는 통로인데, 이것은 마치 탄력성이 있는 고무관과 같다. 고무관이 나이가 들거나 고혈압, 당뇨, 고지혈증, 흡연 등에 의해 손상을 입게 되면 점점 탄력성과 팽창성이 줄어들게 된다.

동맥경화가 진행이 되면 혈관이 두껍고 좁아지게 된다. 결국 혈압이 올라가고, 혈류의 속도가 빨라진다. 이는 흔히 중풍으로 불리는 뇌졸중의 주요 원인이 되기 때문에, 이를 예방하기 위해서는 금연과 금주를 하고 인스턴트 음식을 줄이며 운동을 하는 것이 필요하다.

밸런스 스탠딩은 발의 건강부터 챙기는 것이다. 발바닥 자극으로 인해 심장에서 가장 먼 발끝까지 건강한 혈액이 잘 흐른다면, 동맥경화는 물론 몸 건강의 기초를 튼튼히 할 수 있을 것이다.

발 운동

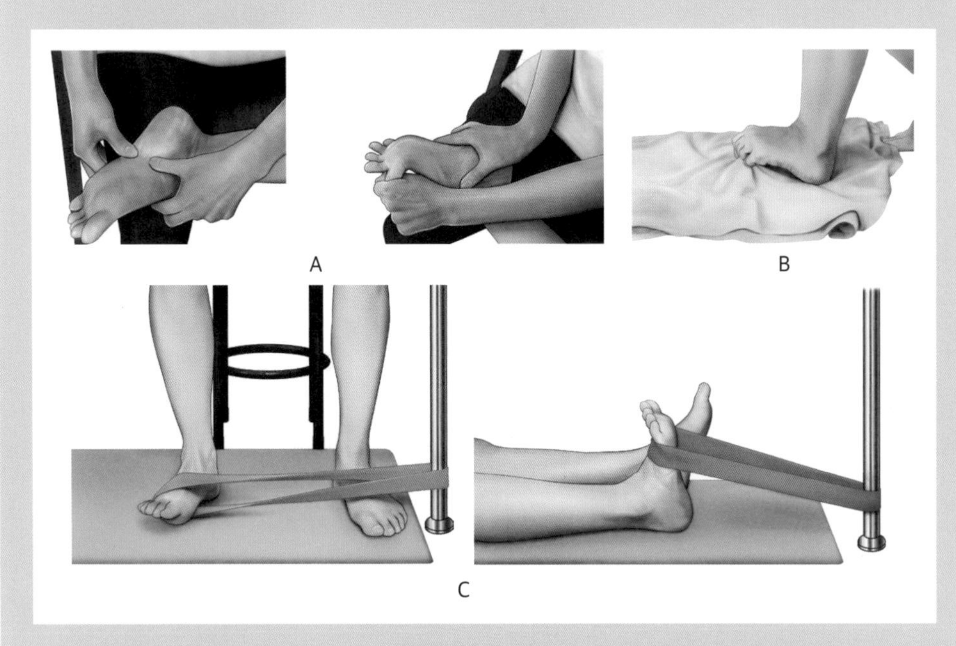

그림 2-3 발 운동법

① 발가락 스트레칭(A)

② 작은 물건 집기 / 타올 당기기(B)

③ 발목 근력운동(방향별) - 세라밴드(thera band)(C)

5 스텝을 바꿔라(발 위치를 바꿔라)

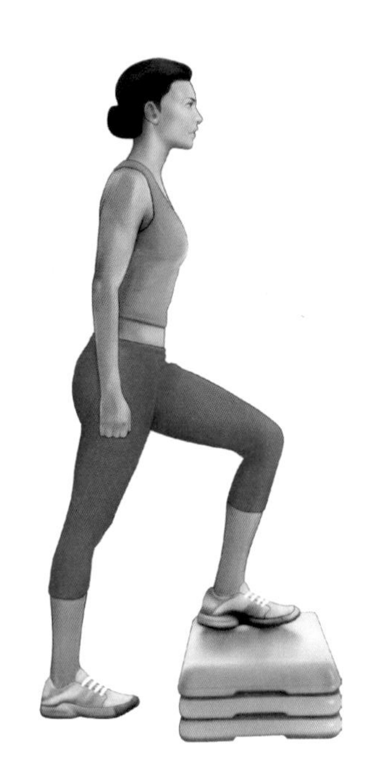

그림 2-4 스탭박스

퇴직을 고려하는 'S' 대학병원 조리원 박OO 씨(57)는 척추관 협착증과 하지 정맥류 및 부종(좌골 신경통)이라는 질환을 앓고 있다. 그녀는 어떠한 생활을 하고 있을까?

"종일, 대부분 서 있어요. 물을 끓이고, 야채와 여러 가지 음식재료를 썰고, 모아서 볶고, 졸이고, 음식이 완성되면 배식 그릇에 옮겨 담아요. 배식하며, 정리를 하고, 설거지를 합니다. 설거지가 끝나야 겨우 시간이 나기 때문에 앉아서 잠시 쉴 수 있습니다. 그래도 얼마 전에 교육을 통해 배웠던 배 집어넣기도 하고, 두 발로 가지런히 올바르게 서 있으려 노력도 합니다."

그녀는 대부분 서 있다. 하지만 통증에 시달린다. 왜 그럴까?

서 있으면 우리 몸에 이득이 될 수 있음을 이야기하고 있지만 그렇지 않을 수도 있는 건가? 아니면 너무 많은 노동에서 오는 어쩔 수 없는 통증일까? 그렇다면 너무 서글픈 일이지 않은가. 그래서 몇 가지를 추천해 보았다. 가지런하게 있던 두 발은 수시로 바꿔주길 요구했으며, 한 발 정도 올릴 수 있게 도마나 책, 스텝박스를 바닥에 두어 이용하길 권하였다. 배식 준비를 하며, 야채를 썰며, 설거지를 할 때 그녀는 스텝박스에 한 발씩 올리고, 힘들 때는 발을 바꾸며 이를 여러번 반복하게 되었다.

"좋아졌어요. 확실히 큰 변화는, 앉으려고 의자를 찾는 횟수가 줄어들었습니다. 계속적으로 발 위치를 바꿔주니 발과 골반, 허리의 피로도 줄어든 것 같고, 원래 하던 배를 집어넣는 운동도 이제 도움이 되는 느낌이었어요. 집에 오면 신경 쓰이던 발과 종아리의 붓기도 줄어든 상태일 때가 많아졌어요."

일상생활에서 간단한 변화를 주었다. 제목처럼 스텝을 바꿨다. 쉽게 말해 발을 가만히 있지 않았다. 단순한 변화였지만 몸은 많은 변화를 경험한다. 왜일까? 자주 움직이게 되면서 작은 근육 수축이 자주 일어났다. 근육이 굳을 시간을 주지 않았으며 순환을 도왔다. 이런 움직임들은 하지의 혈액 순환을 방해하지 않았으며, 오히려 좋아지게 만들었다.

또한 스텝박스나 책에 한 발씩 올리고 서 있는 자세는, 척추를 짓누르는 하중을 감소시켜 결과적으로 허리의 부담, 통증, 하지의 피로도가 줄게 된 것이다. 일반적으로 오래 서 있게 되면 배를 내밀며 허리가 기울여지는 전만이라는 것이 심해진다. 배가 나오고 허리 주위 근육의 수축력이 떨어져, 그로 인해 허리의 압박력을 증가시키고 좌골 신경통, 순환부전 등의 문제를 일으킨다.

하지만 어떠한가? 스텝박스에 간단히 발을 올리며 발의 위치를 바꾸는 것만으로도 몸은 회복을 경험한다. 어떻게 지낼 것인가? 여전히 서 있을 때 배를 내밀고 허리를 압박할 것인가? 아니라면 당장 발을 바꿔라! 지금 순간이 스텝을 바꿀 때이다.

6 하지에 웬 뱀들이? - 하지정맥류

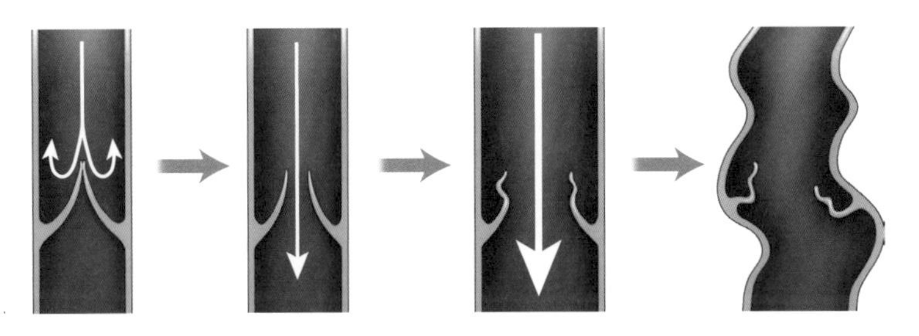

그림 2-5 혈액 역류로 인한 하지정맥류의 발생

오랜 시간 서 있어야 하는 사람들, 예를 들어 백화점, 마트, 물류창고 등에서 일하는 분들의 경우, 하지정맥류라는 불편한 질환에 걸리기가 쉽다. 심장으로 혈액을 보내는 하지의 정맥에는 역류를 방지하기 위한 판막이 있다(자동차 역주행을 막아주는 가림판이라고 생각해보자). 근육의 수축 활동을 통하여 혈액이 움직이면, 판막은 역류(역주행)를 방지한다. 하지만 오랜 시간동안 근육이 움직이지 않는다면 정맥 내 혈액은 정체되고, 판막의 기능은 떨어지며, 결국 피부 아래의 정맥이 피부 밖으로 나올 듯이 꾸불꾸불 보이게 된다. 밤에 쥐가 잘 나거나, 하지 통증 및 저린 증상이 동반되거나, 국소적인 출혈, 정맥염, 혈전, 색소 침착 등이 생길 수 있다. 또한 미용상으로도 불편하다(그림 2-5).

치료로는 물리적 치료, 경화요법, 수술적 치료 등이 있을 수 있지만 최고는 역시 예방이다. 오랜 시간 가만히 서 있는 동작을 피하자. 무조건 틈틈이 움직여야 한다. 장시간 서 있어야 한다면 하지의 아주 작은 움직임이라도 도움이 된다.

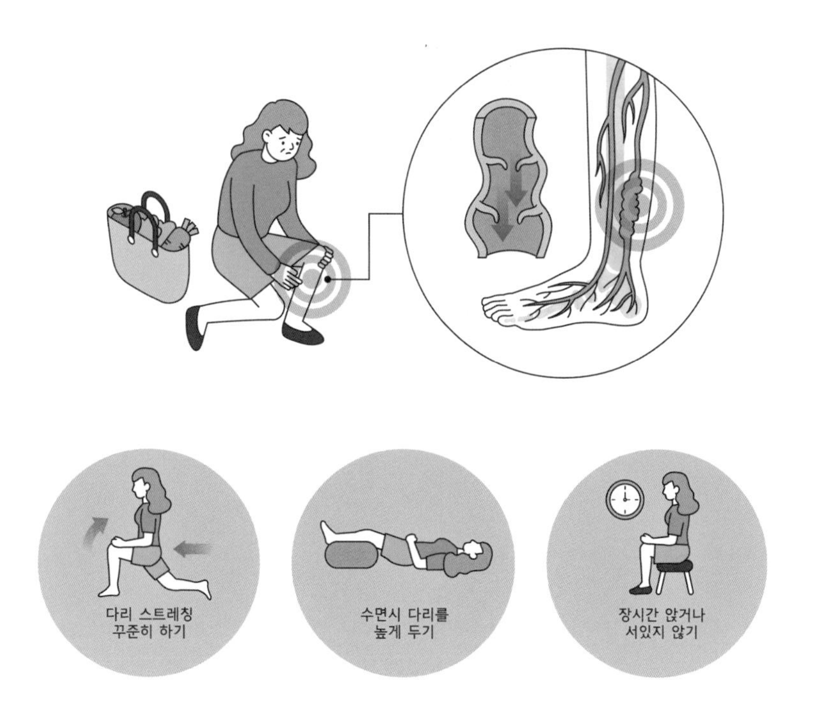

그림 2-6 하지정맥류의 예방

밸런스 스탠딩의 방법을 적용하자. 발가락을 움직일 수도 있고, 발뒤꿈치를 들 수도 있다. 한쪽 다리씩 교대로 움직여 주거나 앞꿈치를 붙인 상태로의 걷기도 있다. 만약 다리가 자주 붓는다면 압박스타킹(다리의 순환을 도와주는 의료용 스타킹)을 사용하자. 모든 건강의 기본인 적절한 체중을 유지하여 정맥 압력을 줄이자. 하이힐도 피하자. 만약 시간이 난다면 다리를 올려 정맥압을 줄이거나 탄력 양말 등을 이용해 보자. 아주 사소한 것처럼 보이는 하지정맥류는 결국 혈관 건강을 악화시킬 수 있다. 우리 몸의 순환을 잘 유지하고 최적의 건강 상태를 유지하기 위해 밸런스 스탠딩을 통하여 7년 젊은 삶을 유지하자.

7 하이힐, 그 치명적인 유혹

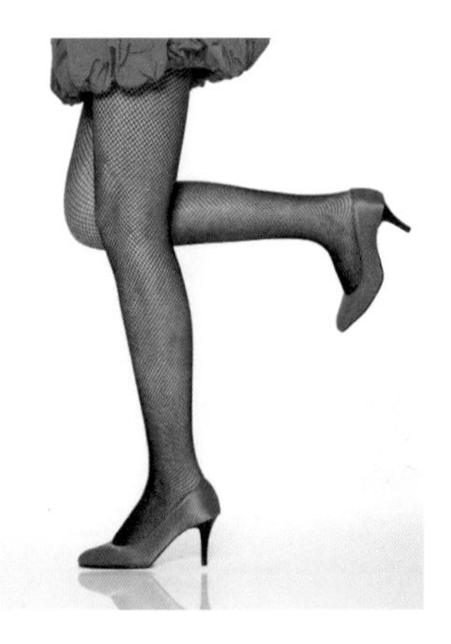

다양한 이유로 신는 하이힐이 사실 발과 허리 건강에 좋지 않다는 것은 이미 많은 사람들이 알고 있을 것이다. 그렇다면 하이힐은 왜 좋지 않을까?

하이힐은 앞부분이 좁아서 엄지발가락의 변형을 유발하기도 하지만, 가장 중요하고 치명적인 것은 발바닥의 압력 변화와 허리에 미치는 영향이다. 그림 2-7 은 하이힐, 단화, 운동화를 신었을 때와 밸런스 스탠딩을 했을 때의 압력을 비교한 것이다. 정상적인 발이라면 체중이 앞, 뒤에 골고루 분포하고 발의 아치도 나타나야 하지만, 특히 하이힐을 신었을 때는 발뒤꿈치 쪽의 압력이 극단적으로 적고 발 앞쪽은 물론 아치 또한 나타나지 않았다.

족저압 검사
하이힐, 단화 비교

하이힐

단화

하이힐은 체중이 앞으로 분포
아치는 형성되지 않는다.

단화는 체중이 앞, 뒤로 분포
아치는 형성되지 않는다.

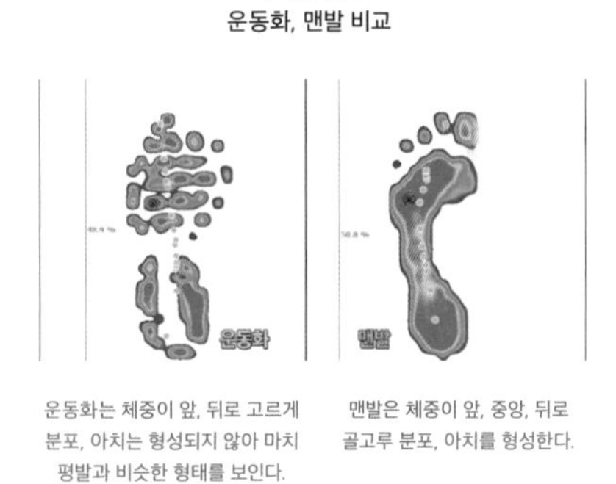

운동화는 체중이 앞, 뒤로 고르게 분포, 아치는 형성되지 않아 마치 평발과 비슷한 형태를 보인다.

맨발은 체중이 앞, 중앙, 뒤로 골고루 분포, 아치를 형성한다.

그림 2-7 하이힐, 단화, 운동화, 맨발의 압력 비교

조금 더 자세하게 보면 운동화를 신었을 때에는 ① 발가락 쪽과 ② 발뒤꿈치 쪽에 가해지는 압력이 비슷했지만, 11 ㎝ 높이의 하이힐을 신었을 때는 ① 발가락 쪽에 가해지는 압력은 약 3배나 증가한 반면 ② 발뒤꿈치 쪽 압력은 27% 가량 감소했다. 이는 체중이 앞쪽으로 쏠린다는 의미이다. 그렇게 되면 필연적으로 허리의 전만이 증가하게 된다. 그림 2-8 을 같이 보도록 하자. 구두의 굽 높이에 따른 허리 각도를 X-ray로 촬영해서 비교해보았다.

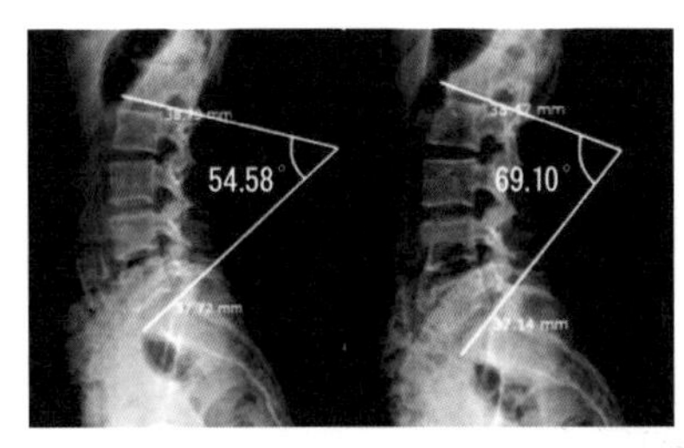

그림 2-8 굽 높이에 따른 척추 각도

굽 높이	0 cm	3 cm	7 cm	11 cm
김OO 씨	54.58도	63.06도	65.27도	69.10도
이OO 씨	57.69도	57.83도	59.54도	63.63도

그림 2-9 X-ray로 촬영한 굽 높이에 따른 허리 각도

그 결과, 정상적인 각도보다(약 50~55°) 10° 이상 차이가 났으며, 이는 곧 허리 주변 근육의 과도한 스트레스와 뼈의 퇴행성 변화를 초래하고 결과적으로 다양한 통증 및 디스크 등을 유발할 수 있다.

하이힐이 건강에 좋지 않지만 여성들은 여전히 하이힐을 신어야 한다. 어쩔 수 없이 하이힐을 신어야 한다면 '평발운동(그림 2-2, p.67)'에 실려 있는 꾸준한 종아리 근육 스트레칭과 엉덩이 근육 강화 운동을 통해 건강함을 잃지 않도록 하자.

8 워킹화와 러닝화

신발을 바꿀 때가 되었는가? 어떤 목적으로 신발을 구입하려고 하는가? 다음을 함께 보자.

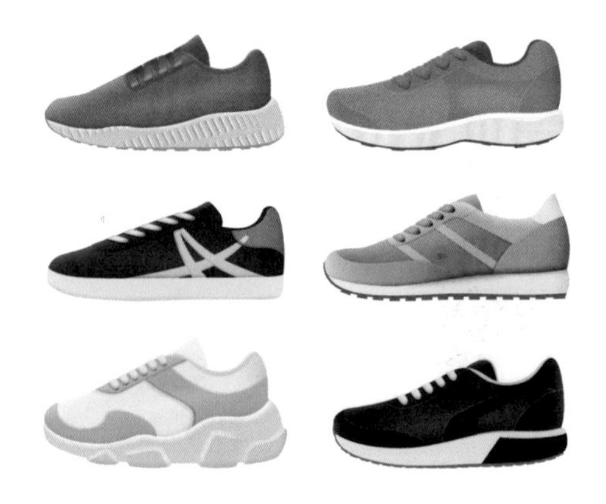

워킹화는 걷기 운동에 최적화된 운동화이다. 걸을 때에는 발뒤꿈치가 먼저 지면에 닿은 다음 발바닥이 순차적으로 지면에 닿게 되고, 마지막으로 발가락이 지면을 밀어주면서 추진력을 얻게 되는데, 워킹화는 이러한 일련의 동작들이 자연스럽게 유지되도록 도와주며, 이 과정에서 발생하는 충격을 완화시켜주는 역할을 하게 된다. 따라서 일반적으로 정도의 차이가 있겠지만, 워킹화는 발뒤꿈치 쪽이 발달되어 있으며, 이너솔(깔창)과 미드솔(중창) 부분의 쿠션이 전반적으로 강화되어 있고, 발 앞부분과 발가락이 유연하게 움직여질 수 있도록 설계되어 있다. 즉, 워킹화를 선택할 때에는 이러한 특징을 잘 구현했는지를 살펴봐야 할 것이고, 지나치게 쿠션감이 있는 워킹화는 발의 피로를 더해줄 수 있으니 피해야 한다. 또, 일반적인 워킹화는 아웃솔(바닥창)이 일반 보도나 운동장, 트랙 위를 걷는 목적으로 만들어졌기 때문에 비나 눈에 약하고 산길에도 적합하지 않으니 참고해야 한다.

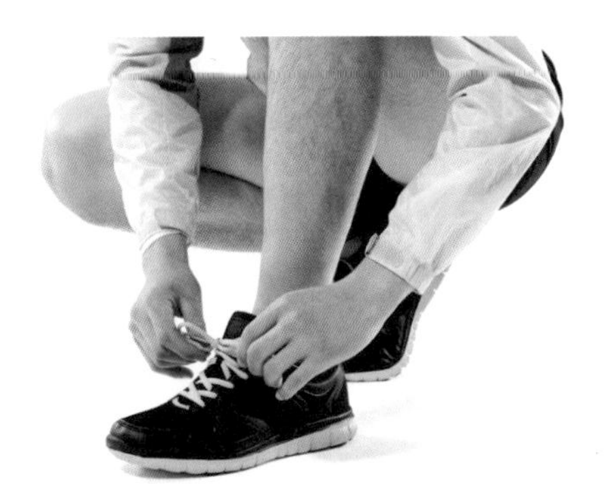

이제 잘 걸었으니 러닝화를 신고 달려보자. 걷기를 할 때에는 바닥면과의 꾸준한 접촉으로 인하여 발의 누적 피로감이 상당하지만, 한쪽 발을 떼는 것과 동시에 다른 쪽 발을 짚기 때문에 발과 다리에 가해지는 하중 자체는 크지 않다. 하지만 러닝 시에는 온전히 한쪽 발과 다리로만 본인 몸무게의 2~3배에 달하는 부하를 견뎌내야 하기 때문에 순간적인 충격 흡수 능력이 중요하다. 또, 걷기처럼 발의 전체 면적을 고루 사용하는 것이 아니라 발의 앞부분과 뒷부분을 순간적으로 사용하므로, 발 앞뒤 부분의 충격 흡수가 중요하다. 따라서 러닝화의 경우 발의 앞뒤 부분이 충격 흡수가 잘 되어야 하며, 러닝 시 발을 찰 때 앞부분이 꺾이기 때문에 신발을 한 번 더 확인하는 것이 좋다.

자신의 목적에 맞게 적절한 운동화를 선택하는 것은 매우 중요하다. 특히 오래 서 있는 직업을 가졌거나 많이 걸어야 한다면 위의 내용을 바탕으로 발뒤꿈치와 발의 아치를 잘 보완해줄 수 있는 운동화를 골라야 건강한 발을 유지할 수 있을 것이다.

9 이것 하나만 알아도 당신은 지식인 - 발 해부학

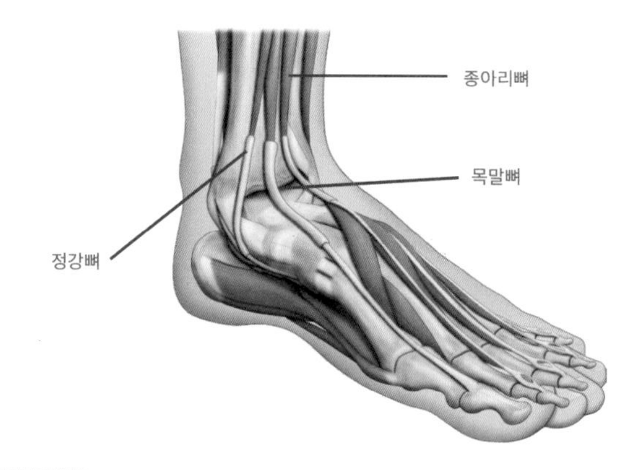

그림 2-10 발 해부학(종아리는 놀랍게도 두 개의 뼈로 이루어져 있다)

발의 구조와 기능을 먼저 살펴보자.

발은 28개의 뼈, 32개의 근육으로 구성되어 있고, 발목은 세 개의 뼈가(정강뼈, 종아리뼈, 목말뼈) 마치 경첩과 같은 모양으로 체중을 받쳐주고 있다. 그리고 발바닥은 곡선의 모양을 가지고 있는데, 이것을 아치라고 한다. 만약 이 아치가 무너진다면 흔히 이야기하는 평발(flat foot)이 된다. (이미 앞에서 다루었듯이) 발이 지탱하는 체중을 살펴보면 뒤꿈치에 60%, 중간 발 8%, 앞쪽 발 28%, 발가락들에 4%의 압력이 분포한다. 이러한 압력을 잘 견뎌내기 위하여 발바닥에는 다양한 섬유들이 보강되어 있다.

바르게 서 있는 것은 발바닥의 자세로부터 시작한다고 할 수 있다. 발의 자세가 바뀌면 무릎과 허벅지와 몸통의 변화가 나타난다. 하이힐을 신게 되면 발뒤꿈치보다 앞꿈치에 체중 부하가 증가하게 된다. 5 cm의 힐은 최고 압력을 57%까지 증가시킨다는 연구 결과도 있다. 힐을 자주 신거나 나쁜 자세를 하고 있는 것은 발바닥의 통증을 유발하거나 아킬레스건의 뻣뻣함, 발목관절의 기능 저하, 걸음걸이의 변화를 일으킬 수 있다.

자, 이제 서 있을 때 발에 집중을 해보자. 몸을 앞으로 숙였을 때, 몸을 뒤로 젖힐 때, 몸을 옆으로 숙였을 때, 한 발로 서 있을 때, 무릎을 살짝 구부릴 때, 최대한 무릎을 펼 때, 발가락 끝으로만 버틸 때, 메고 있는 가방을 한쪽 어깨로 옮겨볼 때, 눈을 감아볼 때, 오른손을 위로 올려볼 때 나의 몸은 나의 몸의 위치에 따라 다르게 반응한다. 당신은 이미 익숙한 자세가 있을 것이다. 하지만 그 자세가 통증을 유발했을 수도 있다.

평소의 습관과는 다른 자세를 취해보자. 양발을 좁혀도 보고, 고개를 약간 숙여도 보고, 허리를 펴 보기도 하고, 한 발로 서 있기도 해보자. 몸이 당신에게 다른 이야기를 할 것이다. 때로는 새로운 움직임이 근육통을 유발할 수도 있지만 이런 통증은 당신의 몸을 새롭게 깨어나게 하는 작은 전령일 뿐이다. 그 소식을 기쁘게 받아들이자.

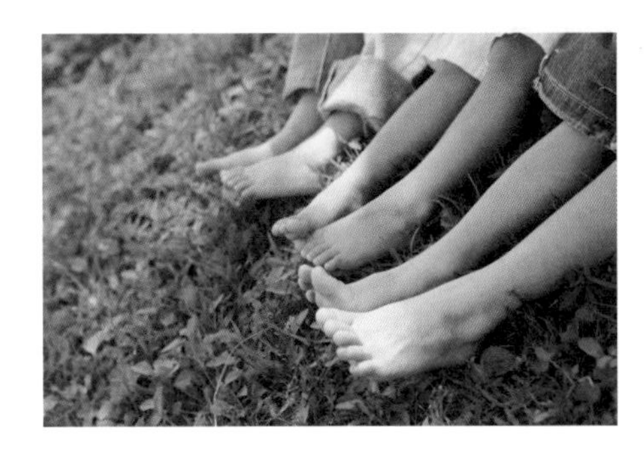

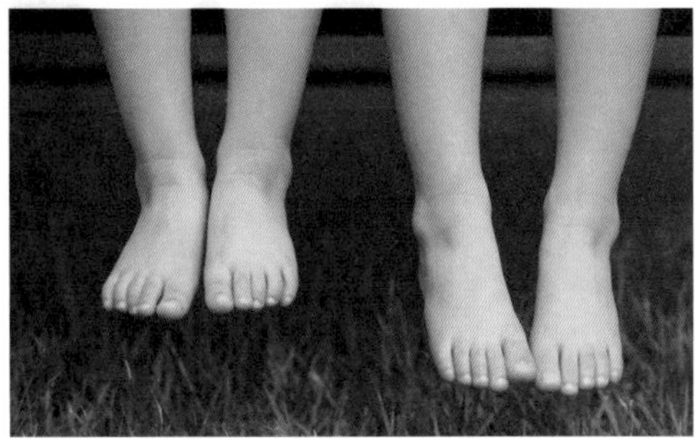

03

무릎

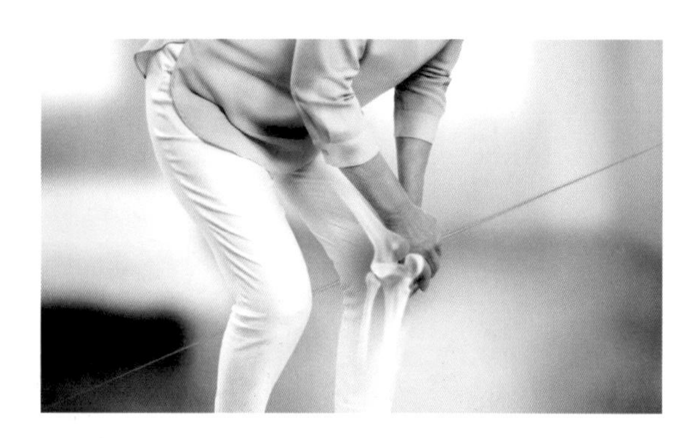

❶ 관절이 있다는데요? - 관절염

뼈와 뼈를 연결하는 구조를 관절이라고 한다. 뼈의 끝은 연골로 이루어지고, 힘줄, 근육, 윤활막 등이 관절 주변을 싸고 있다. 관절은 움직임의 방향이나 정도가 제한되어 있다. 정해진 수준에 미치지 못하거나 그 이상 움직이는 것은 건강한 관절이 아닐 가능성이 많다. 나이가 들면서 관절은 서서히 그 기능이 떨어진다. 아프거나 붓고 열감이 있거나 움직임이 제한된 관절을 관절염이 있다고 한다. 이런 설명을 하다보면 병원에서 '관절이 있다고 들었다'라고 사람들은 말한다. 우리는 30대를 지나 중년의 나이를 거치면서 퇴행성 관절염을 경험하기 시작한다.

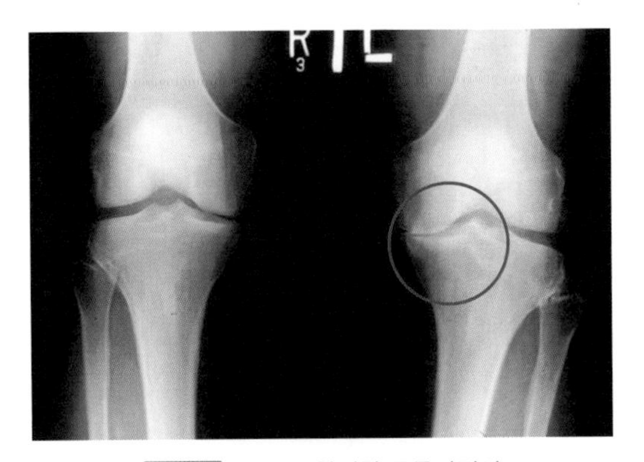

그림 3-1 X-ray로 촬영한 무릎관절염

퇴행성 관절염을 가진 분들에게 방사선 촬영을 해보면 대부분 무릎 안쪽의 연골 손상이 많다. 무릎 안쪽으로 압력이 과도하게 가해지면서 나타나는 현상이다. 자신이 서 있는 자세를 한 번 살펴보자. 습관화된 자세로 인하여 특정 근육들이 잘못 사용된다. 체중이 한쪽으로 쏠리는 것이다. 이런 상태가 5년, 10년 유지된다면 당연히 몸에 무리가 올 수 밖에 없다. 계단을 오르는 것이 힘들다. 조금만 걸어도 무릎이 아프다. 여행을 가고 싶은데 걸어야 할 것을 생각하니 걱정이 된다. 생활의 작은 부분부터 큰 영역까지 활동에 있어 계속 어려움이 있다. 안타까운 일이다.

밸런스 스탠딩은 관절에 부과되는 힘을 적절하게 분산시켜 준다. 체중을 지탱하고 있는 모든 관절들의 움직임을 유연하게 해주는 효과가 있다. 만약 내 몸을 사용할 수 있는 최대 수치가 100이라고 한다면 100에 근접하게 사용하는 것이 효율적일 것이다. 그러나 뒤틀린 스탠딩 때문에 오직 몸의 10만 사용하고 나머지 90은 사용조차 못 하게 될 수도 있다. 엉덩관절과 발목관절이 아무리 튼튼하다고 해도 무릎관절 하나만 손상을 입으면 우리는 똑바로 서 있을 수가 없기 때문이다.

바른 자세로 서 있을 수 없다면 결국 움직일 수조차 없는 것이다.

❷ 큐 앵글(Q-angle)과 스탠딩

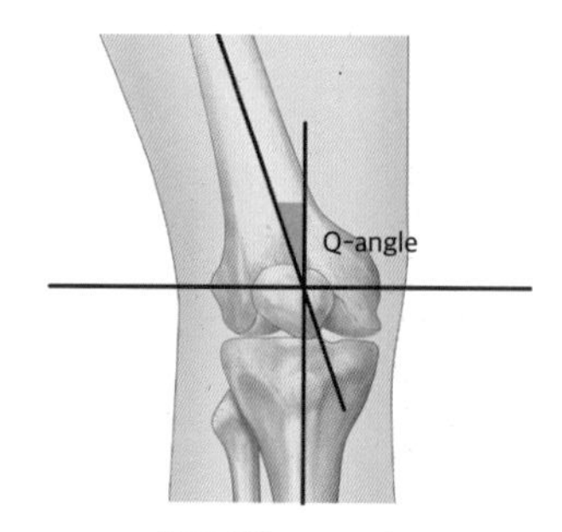

그림 3-2 Q-angle

큐 앵글은 그림 3-2 처럼 골반과 무릎뼈와의 각도이다. 큐 앵글은 무릎 통증에 크게 영향을 미친다. 이미 알고 있듯이 무릎은 대표적인 체중지지 관절이다. 우리는 평생 걷거나 달리고, 또한 선 자세를 유지한다. 이러한 상황에서 무릎 관절은 뼈와 근육의 힘으로 체중을 분산시키고 충격을 흡수한다. 그런데 이 큐 앵글이 정상 범위보다 커지거나 작아지게 되면, 즉 정상적인 정렬을 벗어나게 되면 무릎관절에 비정상적인 체중 부하와 과도한 근육의 수축을 유발한다. 결과적으로 무릎 앞쪽 통증을 비롯해서 연골의 손상, 퇴행성 관절염, 주변 인대와 힘줄 염증 등 다양한 문제가 발생하게 된다. 보통 여성의 큐 앵글이 남성보다 크기 때문에 여성들의 퇴행성 관절염 발병률이 높다.

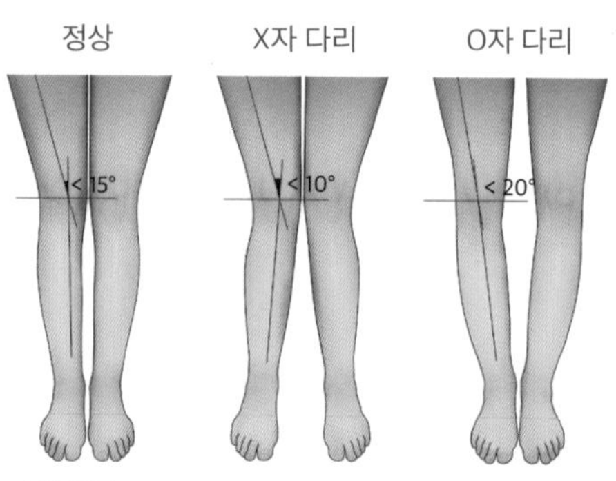

그림 3-3 정상 다리와 X자 다리, O자 다리 구별법

지금 거울 앞에 서서 그림 3-3 중 자신의 다리 모양에 가까운 것을 골라보자. 만약 O자 다리, X자 다리라면 앞에서 언급한 질병들에 걸리기 쉬우므로 관리가 필요하다. 그렇다면 관리법에 대해서 알아보도록 하자.

우선적으로 체중을 감량한다면 무릎에 가해지는 부하가 줄어든다. 하지만 체중을 감량하는 것은 쉽지 않다. 그렇기 때문에 O자 다리나 X자 다리에 알맞은 운동을 소개하도록 하겠다. 운동은 크게 근력운동과 스트레칭으로 나눌 수 있고, 그림과 같이 엉덩이 들기 운동, 허벅지 강화 운동이 바른 정렬 유지에 도움을 줄 수 있다. 그리고 하지 관절 및 엉덩이 근육 스트레칭까지 병행한다면 무릎 건강을 유지할 수 있을 것이다.

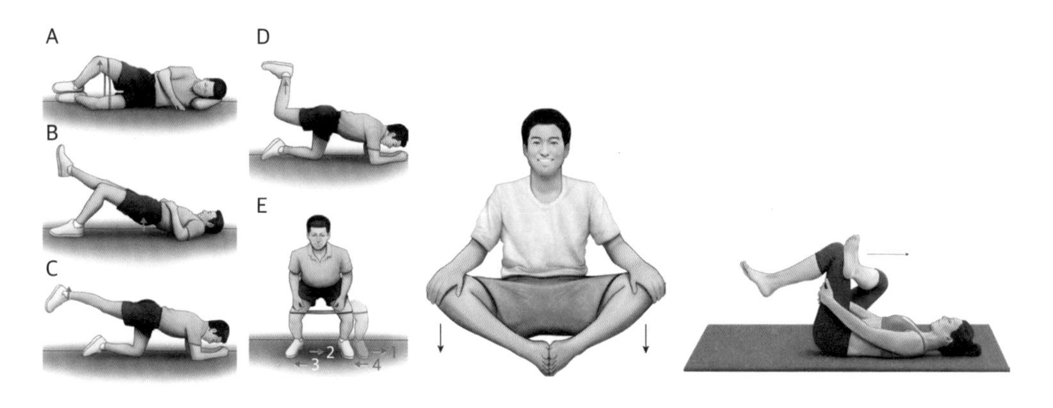

그림 3-4 바른 정렬 유지에 도움이 되는 엉덩이 들기 운동, 허벅지 강화 운동

3 무릎은 영양분을 언제 받아들일까?

관절염, 연골연화증(단단해야 하는 연골이 물렁해지는 것) 등 무릎에 연골이나 뼈가 닳아 생기는 통증으로 병원을 찾으면 대부분의 환자들이 "무릎에 영양공급이 되지 않아 퇴행성으로 질병이 생겼네요"라는 답변을 듣게 된다. 그렇다면 어떻게 해야 무릎에 영양분을 공급할 수 있는 걸까? 방법은 의외로 간단하다. 자주 서 있는 자세를 시행해주는 것이다.

앉거나 누운 자세에서 서는 동작으로 이어질 때 무릎관절은 압박된다. 압박이 사라질 때 스펀지 같은 관절 구조가 물질들을 흡수하게 되는데, 이를 반복하게 되면 무릎은 영양분이라는 물질들을 교환한다. 하지만 현대화로 인해 많은 사람들이 앉아 있는 자세 또는 편한 자세만을 취하려다 보니 직립을 해주는 데 아주 중요한 역할을 하는 무릎의 영양분이 고갈되는 것을 자기도 모르는 사이 방관하게 되는 것이다. 한마디로 가만히 앉아 무릎이 닳아 없어지도록 방치하는 꼴이 된다. 물론 무릎을 과도하게 쓰는 운동선수나 (전 농구선수 서장훈씨도 무릎 연골이 거의 없는 상태라고 말한 적이 있다) 격무에 시달리는 사람들은 실제적으로도 무릎의 퇴행성이 일찍 찾아오기도 하지만, 대부분의 일반인들은 압박과 비압박이라는 쉬운 무릎의 영양분 공급법을 지켜주지 않아 오늘도 퇴행성을 조장하고 있다.

방법은 간단하다. 오랜 시간 앉아 있거나 누워 있었다면 잠시 서 있는 시간을 갖자. 잠시 서 있는 간단한 동작만으로도 우리의 소중한 무릎에게 영양을 공급해줄 수 있으니.

4 무릎은 쉴 새 없이 - 졸음도 스탠딩으로

요즘 고속도로를 달리다보면 유독 '졸음운전 조심'이라는 캠페인 문구를 자주 보게 된다.

운전을 장시간 하게 되면 앉은 자세를 오래 유지하게 되어 하체 혈액순환 정체와 피로감이 몰려들게 되고, 자칫 졸음운전으로 이어져 큰 사고를 유발할 수 있다. 무릎과 고관절을 기분 좋게 펴지 못하게 되고, 하체 순환의 정체가 뇌로 가는 혈액 흐름을 방해하여 졸음운전을 하게 되는 것이다. 하체 순환의 정체가 지속적으로 이어진다면 여러 가지 순환 질환들을 일으키기도 한다.

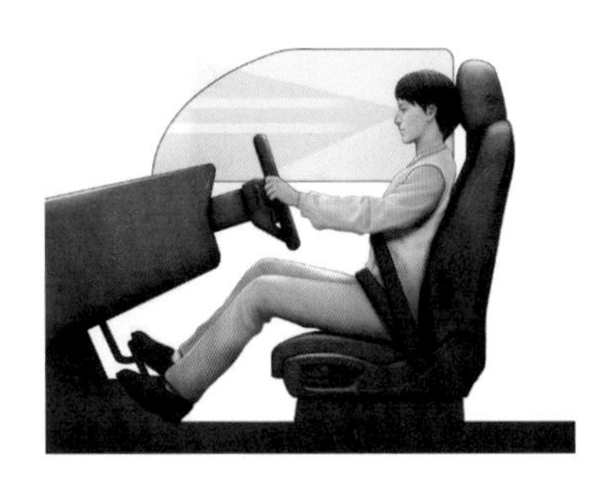

그림 3-5 운전자 자세

택시기사, 화물운전사 등 운전하는 직업에 종사하고 계신 분들은 하지 정맥순환의 문제뿐 아니라 무릎 관절염을 앓고 있는 경우도 심심찮게 볼 수 있다. 심하게는 고관절이 썩는 고관절 무혈성 괴사에도 노출될 수 있다. 원인은 지속적으로 관절을 굽히거나 펴고 무게를 실었다 뺐다 해줘야 하는 하체, 즉 무릎과 고관절의 움직임이 저하됨으로써 일어난다. 그러므로 보건복지부나 여러 건강 매체들은 명절같이 오랜 시간 운전을 해야 하는 시기에는 반드시 수시로 차에서 내려 스트레칭과 휴식을 취할 것을 권고하고 있다. 결국 장시간 운전을 할 경우에 발생할 수 있는 하체의 문제 중 무릎과 고관절 순환 저하들은 잠깐의 스탠딩과 움직임으로 예방이 가능하며, 나아가 졸음운전 또한 막을 수 있기 때문에 사고의 위험성을 사전에 방지할 수 있는 것이다. 하지만 간혹 운전석에서 나오기가 어려운 경우, 예를 들어 길이 막혀 곤란할 때에는 약간씩 자세를 변경해주거나 그림 3-6 과 같이 발목 운동을 시행함으로써 순환부전을 막을 수 있다.

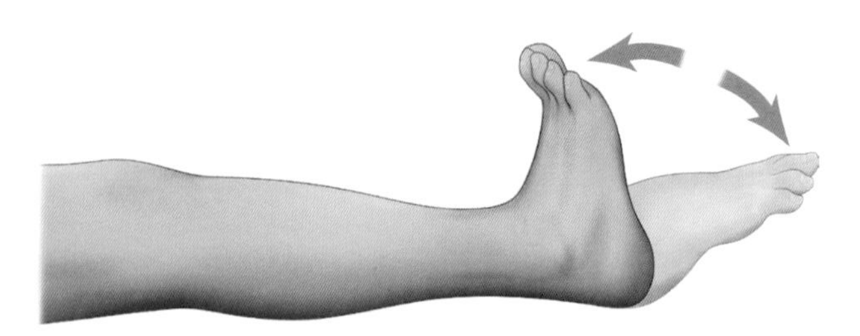

그림 3-6 앵클 펌핑

운전을 하는 사람들이라면 한 번쯤 겪어 보았을 졸음운전. 간단한 스탠딩 자세로 하체 순환부전으로 인한 무릎관절염까지 함께 예방해보자.

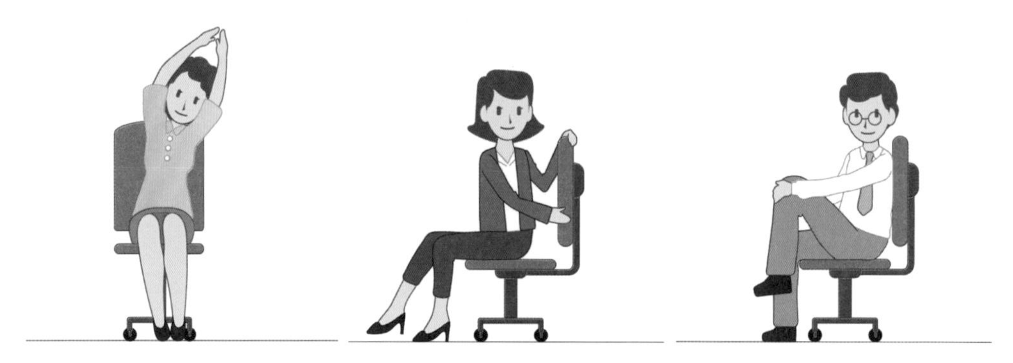

그림 3-5 졸음 방지 스트레칭

04

어깨와 목

1 두통과 스탠딩

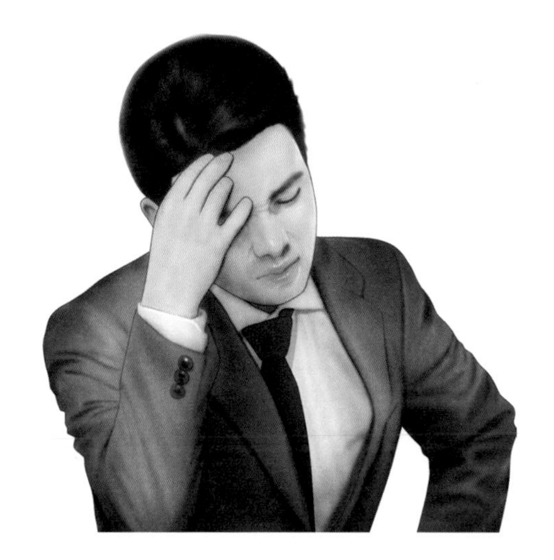

두통의 원인은 매우 다양하며, 거의 모든 사람들이 한 번쯤은 겪게 되는 통증이다. 그 중 잘못된 자세로 인해 발생하는 긴장성(근육성) 두통에 대해서 알아보도록 하자.

잘 알고 있다시피 목뼈와 목에 부착되어 있는 근육, 그리고 인대는 우리의 무거운 머리를 받치는 동시에 고개를 돌리고 숙이는 등의 움직임에 관여한다. 항상 바른 자세라면 문제가 없지만, 오랫동안 나쁜 자세로 서 있게 되면 뼈의 위치가 변해서 일자목, 거북목 등이 되기 쉬워진다. 뼈 정렬의 변화는 혈액 순환 저하나 근육의 과긴장(뭉침) 등 부정적인 영향을 줄 수 있다.

알기 쉽게 다음의 예를 보도록 하자. 2차선의 도로가 있다. 수많은 자동차(혈액, 근육)가 막힘없이 도로를 빠져나가고 있다. 그런데 갑자기 공사로 인해 1차로가 막히게 된다면(뼈의 정렬 변화), 자동차(혈액, 근육)들은 2차로로만 통행이 가능하게 되면서 교통체증이 발생하게 된다. 막히는 시간에 비례해서 운전자들은 화가 나게 되고(통증 발생), 사고가 나기도 한다. 이와 같은 일들이 우리 몸에 비슷하게 일어난다. 목 주변 근육들은 과도하게 긴장해서 뻣뻣해지게 된다. 이 근육들은 목을 지나 두개골(머리)에도 부착되어 있기 때문에 결과적으로 긴장성(근육성) 두통을 일으키게 된다.

그렇다면 이러한 종류의 두통은 어떻게 관리해야 하는가? 두통이 생기게 되면 통증이 엄청나기 때문에 약을 먹어서 진정시키기도 하나, 잦은 복용은 간에 부담이 된다는 것을 기억해야 한다. 당장은 힘들겠지만 휴식 등을 통해 긴장된 목과 어깨 근육을 이완해주거나, 양쪽 귓구멍 앞쪽의 단단한 부분(근육 부착지점, 관자놀이)을 가볍게 압박해주면 두통을 완화시킬 수 있다. 또 평소에 물을 자주 마시는 것도 혈액 순환을 증가시켜 긴장성(근육성) 두통을 예방할 수 있는 좋은 방법이다.

2 근막통증증후군

근육은 힘을 발휘하게 하는 원동력이자 실무자다. 근육은 개별적이기도 하지만 서로 연결되어 있다. 예를 들어, 발바닥 근육을 스트레칭하고 마사지를 해주면 몸 전체가 유연해지는 것을 알 수 있다. 이렇게 연결해주는 것을 '근막'이라고 한다. 근막은 근육과 근육 사이사이를 이어준다. 사람의 몸 전체를 연결하고 있는 구성요소이다. 만약 이 전체 연결고리 중 하나가 문제가 생긴다면 다른 쪽에도 문제가 생기는 것은 당연하다.

어깨가 아파 병원을 가면 "근육이 뭉쳤다" 또는 "통증주사를 놓아주겠다"는 이야기를 듣는다. 이런 경우의 진단명이 근막통증증후군이다. 어깨가 아프다는데 목에 주사를 놓기도 한다. 방사통(통증이 퍼짐)으로 진단을 한 것인데, 이때의 통증주사는 뭉친 근육의 핵심 요소를 풀어주는 역할을 하게 되고, 주사를 맞으면 통증이 호전되는 경험을 한다. 보통 0.5% 리도카인을 소량 사용한다. 마취의 효과는 거의 없는 낮은 용량이고, 문제의 근육을 잘 찾아 주사 바늘을 이용하여 풀어주는 것이 핵심이다. 근육이 뭉친다는 것은 근육이 원래 가지고 있던 길이가 짧아졌다는 것이다. 짧아진 근육은 기능을 발휘할 수 없고 혈액 순환이 떨어지며 가만히 둔다면 약해지는 경로를 밟게 된다.

이렇듯, 근육이 뭉친다는 것은 단순한 병이 아니다.

3 어깨에 눈이 있다면

구부정한 자세로 있다 보면 주변 사람들의 조언을 들을 때가 있다. 그러면 우리는 민망한 듯 자세를 바꾸고는 한다.

위의 언급처럼, 오랫동안 올바르지 않은 자세는 자극을 통해 고쳐질 수 있다. 그래서 인체는 끊임없이 외부, 내부 할 것 없이 자극을 받고 그것을 수용하거나 간혹 거부하기도 하지만… 결론적으로는 몸을 새로 고친다. 즉 올바른 자세를, 건강한 자세를 만들기 위해서는 자극과 그에 따른 '새로고침'이 필요하다.

새로고침의 방법 중 하나는 '어깨에 눈이 있다'고 생각하며 행동하는 것이다.

"어깨에 눈이 있다?"

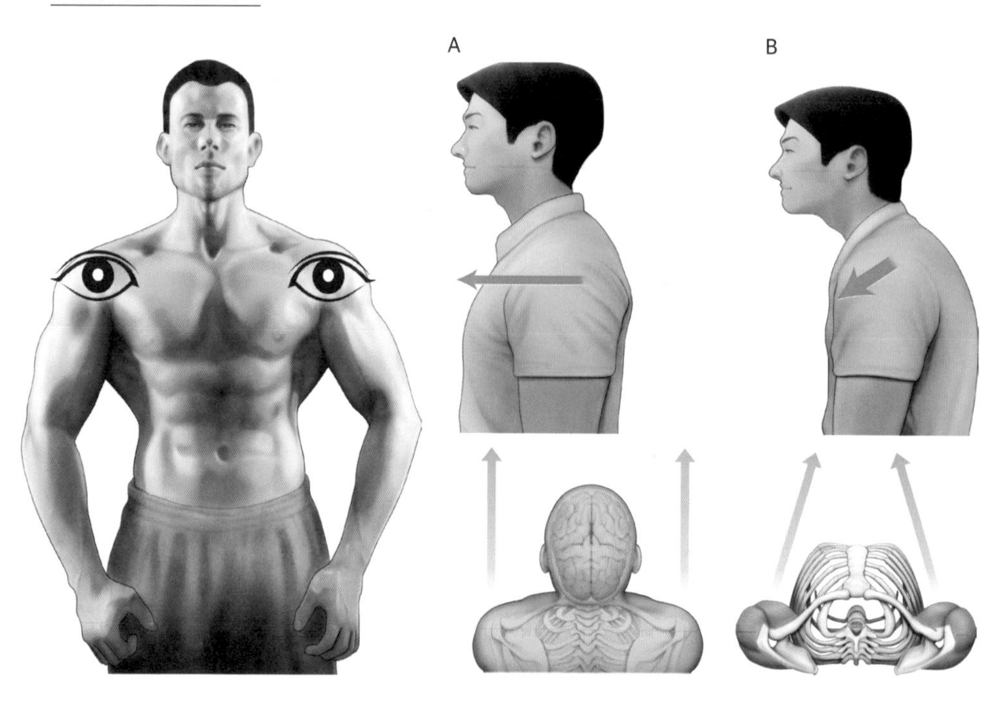

그림 4-1 어깨에 눈이 있는 것처럼 가정해보자.

그림 4-2 전방 주시 (A)와 하방 주시 (B)

그림 4-1 에서 보여주는 것처럼 양쪽 어깨 앞에 제3, 4의 눈이 존재한다고 생각하자. 그렇다면 쉽게 자세를 이해할 수 있고, 바른 자세가 어떻게 해야 올바른지도 알 수 있으며, 내부 자극을 주기에도 용이하다. 실제 눈이 달려 있는 것처럼 생각하여 눈이 너무 몰리거나 벌어져 사시가 되지 않게 하고, 너무 아래쪽을 보고 다니는 건 아닌지 확인하며 서 있거나 걸어 다닌다. 이로 인해 우리가 일반적으로 가지고 있는 눈의 방향처럼 앞을 보게 해 주어야 올바르게 서고 걷고 아프지 않게 만들어 줄 수 있음을 알 수 있다.

지금 한 번 눈을 감고 어깨의 눈을 떠 보자. 생각하며 행동하고, 몸을 '새로고침'해 주자. 어렵지 않은 방법으로 오늘도 몸은 일어선다.

05

기타

1 스탠딩과 영양

담배를 피는 사람들은 가끔 이런 질문을 던진다. 금연을 하기 위한 노력을 하면서 스트레스를 많이 받는 것과 그냥 담배를 피는 것 중 어느 것이 몸에 더 나쁘냐고. 저녁마다 술을 마시는 사람들도 비슷한 질문을 한다. 술을 먹고 잠을 푹 자는 것과 술을 마시지 못해 잠을 이루지 못하는 것 중 어떤 것을 선택해야 하냐고.

우리의 몸을 구성하는 재료는 음식과 활동이다. 내가 먹은 음식에 있는 영양분들이 나의 신체활동에 사용되며 나의 몸을 만들게 된다. 감사한 것은 우리의 몸은 스스로 계속 바뀐다는 데 있다. 건강한 몸도 약해질 수 있고, 약한 몸도 다시 건강하게 될 수 있다.

마트와 편의점의 숫자가 늘어난 만큼 우리의 생활도 편해진 점이 많다. 손쉽게 도시락을 사먹을 수도 있고, 간단하게 요리해서 먹을 수 있는 인스턴트 제품들이 계속 우리를 유혹한다. 현대사회를 살면서 필요하고 유용한 것들을 활용하는 것은 중요하다. 그러나 좋은 재료를 쓰고, 첨가제와 보존제를 사용하지 않은 정성을 들인 음식은 몸도 마음도 건강하게 한다.

건강한 먹거리와 건강하지 않은 먹거리를 크게 구분해 보자. 특히 자연에서 만들어져서 바로 나에게 온 것을 선택하도록 하자. 맛을 내기 위해 여러 과정을 거치거나 인공화학물질을 이용하여 오래 보관할 수 있도록 만든 음식은 줄여보자. 즐겨 마시던 탄산음료를 줄이고 패스트푸드를 줄인다면 몸의 변화가 시작될 것이다. 여기에 좋은 먹거리를 통하여 건강한 몸의 재료를 공급한다면 건강한 몸으로 바뀔 것이다.

대표적인 성인병, 고혈압의 기본 처방도 운동과 식이조절이다. 이후에 약물 처방을 시작한다. 모든 처방의 기본을 실천해 보자.

오늘 저녁 메뉴는 무엇인가?

2 밸런스 스탠딩과 면역

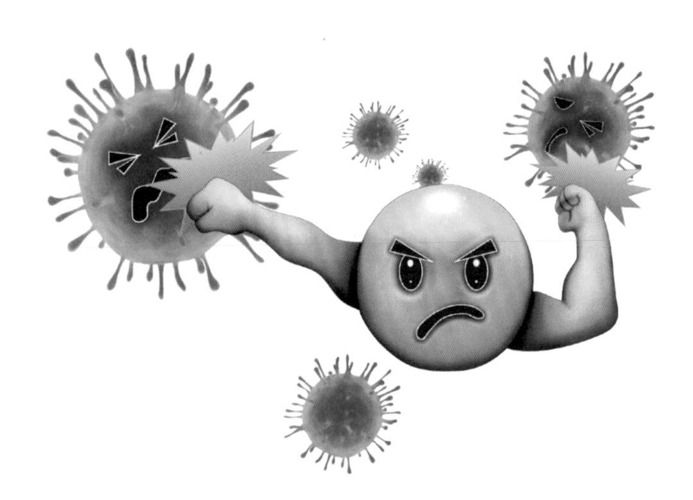

사람은 항상 외부환경에 노출되어 있다. 우리는 지구라는 제한된 환경 속에서 지낸다.

몸은 면역 시스템을 가지고 있다. 외부 환경에 존재하는 미세먼지, 바이러스, 세균 등과 내 몸 안에서 나 자신을 적으로 인식하여 공격하는 자가면역질환과 같이 내 몸을 무너뜨리는 다양한 요소들 속에서 나를 지키기 위한 방어시스템이다. 우리의 몸을 건강하게 지키기 위해서는 이 방어시스템이 적절하게 작용해야 한다.

오랜 시간 누워 있거나 앉아 있는 자세, 무너진 자세는 사람의 생체기능을 약화시킨다. 틀어진 골반은 척추의 불균형을 가지고 오고 심장과 폐, 소화기관의 기능을 떨어트릴 수 있다. 결국 장기의 기능 저하는 면역시스템에 영향을 주어 면역의 활성화를 방해한다. 면역기능의 저하는 우리의 몸에 다양한 염증 반응을 지속적으로 일으킨다. 감기, 편도선염, 관절염, 혈관염, 심지어 암과 연관될 수 있다. 감기를 예로 들어 보자. 감기 바이러스는 항상 우리와 접촉하면서 지낸다. 평소에는 피해를 입힐 수 없지만 면역 능력이 떨어지면 쉽게 몸에 침투를 하여 여러 증상을 일으키게 된다. 면역 시스템 자체가 전혀 가동을 하지 못하는 단계가 되면, 이후 다양한 염증 반응을 통하여 죽음까지 이를 수 있다. 일반적인 상황이라면 림프구 등이 방어 시스템을 작용하여 전투를 벌임으로써 바이러스를 물리친다. 건강한 몸이라면 짧은 시간에 회복이 될 것이다. 즉, 몸에 있는 면역 기능을 활성화시키는 것은 우리 몸을 건강하게 하고 지킬 수 있는 기본이자 최선의 방법이다.

면역력을 좋게 하려면 다양한 방법들이 있다. 건강한 음식, 맑은 환경, 적절한 운동, 스트레스 줄이기, 적절한 수면 유지 등이 그것이다.

밸런스 스탠딩은 우리 몸의 면역시스템을 활성화할 수 있는 최소한의 안전장치이자 기본적인 요소이다. 매일마다 또는 때때로 자세를 점검하고 하루를 보내는 시간 속에서 적용시켜야 한다.

3 문화가 만드는 자세

일본에는 우리나라와는 달리 안짱다리(toe in gait)인 사람이 많다(특히 여성들). 그렇다면 왜 일본인들은 유독 안짱다리가 많을까? 그 이유를 유전적인 요인으로 보는 사람들이 있는 반면, 생활습관 등 환경적 요인이 안짱다리를 유도했을 것이라고 보는 측면이 있다. 생활습관이 우리 자세를 바꿀 수 있을까?

구글에서 '당신은 걸음걸이만 보고 일본인, 중국인, 한국인을 구별할 수 있는가?'라는 제목의 재미난 글을 보았다. 글에서는 안짱다리를 하면 일본인, O자 다리로 걸으면 한국인, 모두 아니면 중국인일 것이라고 예상하는데, 일본인은 무릎을 꿇고 생활하고, 한국인은 양반다리를 하고 밥을 먹으며, 중국인은 의자에 앉아서 생활하기 때문에 이러한 차이가 나타난다고 이야기하고 있다. 또, 일본의 전통 옷 기모노는 폭이 좁아 안짱다리가 걷기에 더 유리하며, 일본의 많은 애니메이션에도 안짱다리인 여성의 자세를 귀엽다고 표현하고 있다고 하였다. 이러한 문화가 복합적으로 작용하여 자세에 영향을 끼쳤다고 볼 수 있다.

서양 사람들에게도 이러한 문화의 영향을 찾아볼 수 있다. 그들은 특히 좌식을 어려워한다. 침대와 소파를 사용하는 입식 생활에 익숙해진 서양인들은 엉덩관절의 가동성이 적기 때문에 엉덩관절을 최대한 옆으로 벌려야 하는 양반다리를 어려워하는 것이다.

문화적 상대성에 대해서 배웠던 기억이 날 것이다. 나라의 수만큼 문화가 존재하며 다양한 문화가 차이를 만들어낸다. 내일은 또 어떤 문화가 우리 자세를 바꾸게 될 것인가?

❹ 밸런스 스탠딩을 하면 공부를 잘 한다고요? - 스탠딩과 뇌, 그리고 학습효과

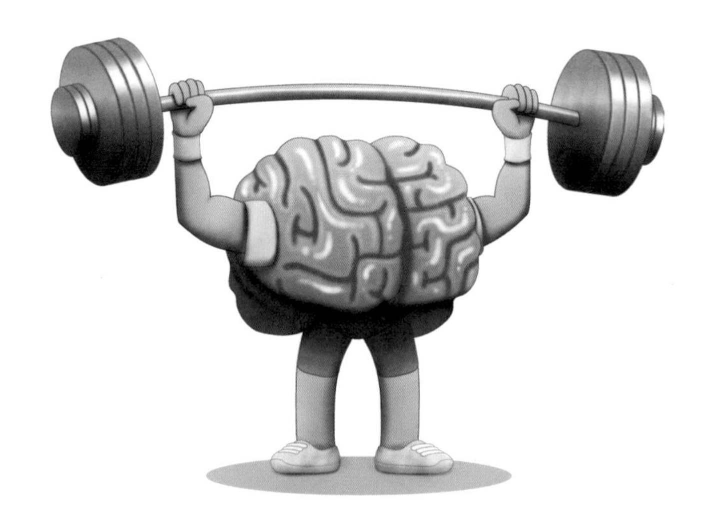

우리는 많은 시간을 앉아 있다. 앉아서 공부하고, 앉아서 일을 한다. 1700년대 서양의 누군가는 이렇게 앉아 있는 시간이 늘어나는 것의 위험성을 경고하였다고 한다. 영국의 한 조사에 의하면, 서서 일하는 사람은 앉아서 일을 하는 사람보다 일찍 죽을 확률이 30%나 낮다고 한다. 서서 일을 하면 앉아서 일을 하는 것보다 훨씬 많은 에너지와 근육을 사용한다. 그렇기 때문에 심장의 기능을 높이고, 혈액의 흐름을 증가시켜 급사할 확률을 줄인다.

요즘은 일터에서 서 있거나 기댈 수 있는 다양한 높이의 책상, 테이블을 이용한 공간을 만들어 일하거나 생활하도록 하는 풍경을 만들어 내고 있다. 천편일률적으로 앉아서 공부하고, 앉아서 일하던 환경에서 스탠딩을 활용하는 방향으로 변화가 일어나고 있는 것이다.

스탠딩 책상을 이용한 학습과 관련된 두 가지 연구(미국)를 살펴보자. 초등학생들의 반을 나누어 2개의 반은 기존의 책상을 사용하게 하였고, 2개의 반은 스탠딩 책상을 사용할 수 있도록 하였다. 나머지 한 개의 반은 가을에는 스탠딩 책상을, 봄에는 기존의 책상을 사용하도록 하였다. 무조건 스탠딩 책상을 사용하는 것이 아니라 수업시간에 아이들이 자연스럽게 스탠딩을 할 수 있도록 한 것이다. 결국 아이들이 사용하는 에너지 대사가 높아져, 비만을 줄이는 효과와 동시에 학습 태도도 좋아지는 것을 확인할 수 있었다. 또한 34명의 고등학생에게 1년 동안 스탠딩 책상을 사용하게 하였는데, 인지능력 평가를 2번 진행한 결과, 실행력과 기억력이 좋아졌고 대뇌의 전전두엽이 활발하게 활동하는 것을 알 수 있었다.

결론적으로 올바른 스탠딩은 당신을 심지어 똑똑하게 만든다.

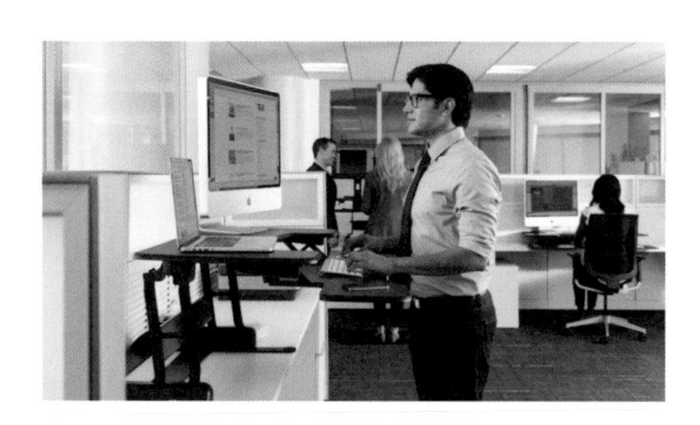

그림 5-1 스탠딩 책상

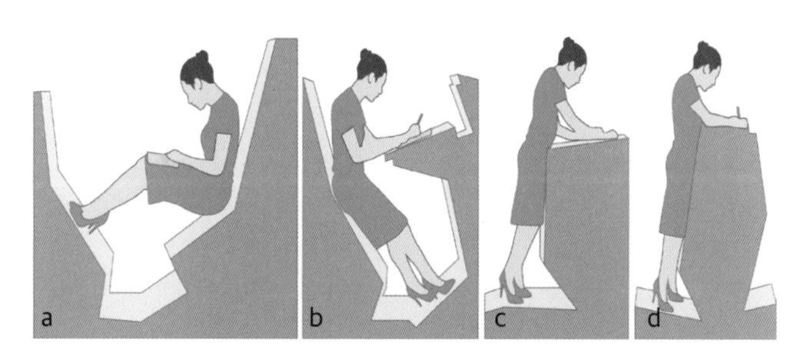

그림 5-2 자연스럽고 다양한 스탠딩 책상

5 생각하기

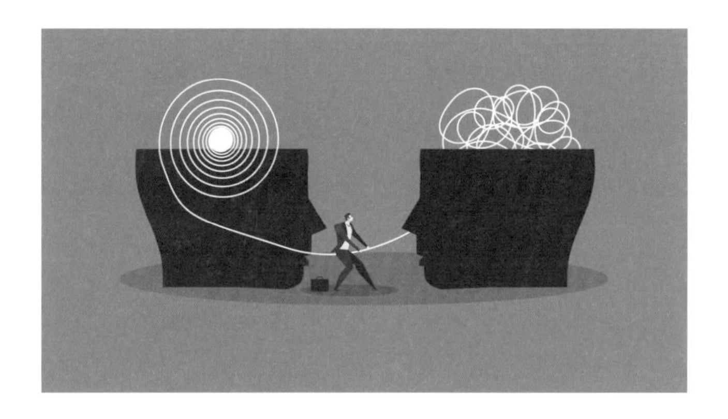

생각하기는 머리로 리허설을 해보는 것이다. 가수가 공연을 하기 전에 공연장에서 마지막 연습을 하는 것을 리허설이라고 한다면, 생각하기는 몸으로 익히는 동작을 머리 안에서 연습해 보는 것이다.

여기에는 2가지의 방식이 있다. 첫째, 내가 하는 동작을 속으로 '내가 한다'라고 생각하면서 1인칭의 시점에서 해보는 것이다. 둘째, 실행하는 나를 바라보는 3인칭의 시선으로 해보는 것이다. 쉬울 것 같지만 쉽지 않기에 단계를 나누어서 시행해 보는 것이 도움이 된다. 예를 들어 보겠다.

① 나는 의자에 편하게 앉아 있다.

② 책상 위에 물이 반 들어 있는 물컵이 있다.

③ 물컵을 오른손으로 들어서 마신다.

④ 다 마시고 내려놓는다.

이것을 머리 속에서 해보면 된다. 만약 어렵다면 똑같은 상황을 현실에서 만든다. 그리고 실행한다. 이제 머리에서 리허설을 해보라. 이것이 멘탈 리허설이다.

다음 단계는 세밀한 부분까지 나아가는 것이다. 기초 단계가 대충 그림을 그려본 것이라면, 최종 단계는 정밀 스케치를 하는 것이다. 궁극적으로는 내가 그 동작을 하고 있다고 착각하는 수준까지 가는 것이다. 축구 선수를 예로 들어보자. 관중들의 환호성, 나의 운동복 색깔, 바람의 움직임, 공을 몰고 가는 동작, 패스를 하는 모습 등 실제 운동장에서 뛰는 모습과 머리 속에서 만들어지는 모습이 똑같도록 하면 된다.

동작은 뇌의 지시에 의해서 나타난다. 뇌에는 움직임과 관련된 복잡한 네트워크가 있다. 생각하기는 이러한 네트워크를 활성화시킨다. 실제 동작과는 다르게 뇌가 활성화된다는 연구도 있고 실제와 거의 유사하다는 연구도 있지만, 분명한 것은 실제로 유익하다는 것이다.

이제 생각하기를 스탠딩에 접목시키자. 역시 2가지의 방식이 있다. 1인칭과 3인칭 시점. 1인칭 시점은 올바른 시선, 긴장 없이 여유로운 어깨, 약간 긴장된 복근과 둔근, 발의 위치 등을 실제로 상상하면서 정렬시켜 본다. 3인칭 시점은 밸런스 스탠딩을 취하고 있는 자신을 바라보는 것이다. 카메라가 나를 비추듯이 정면, 측면, 위쪽 등 다양한 방향에서 나를 본다. 이 때의 나는 이상적인 스탠딩을 취하고 있다. 책에 있는 밸런스 스탠딩의 모습과 나의 모습이 일치될 수 있도록 하면 된다.

6 그림과 스탠딩

(1) 밀로의 비너스 & 다비드 상

그림 5-3A는 '밀로의 비너스'이다. 몸의 무게 중심을 한쪽 다리에 둠으로써 나타나는 S자 곡선이 인간의 신체를 가장 아름답게 표현했다고 한다. 이 곡선이 비록 인간의 신체를 아름답게 표현할지는 몰라도, 물리치료사의 시각에서 보면 비너스의 몸은 오른쪽으로 기울여져 있어 허리 디스크, 골반 통증을 유발할 수 있다. 바로 옆의 미켈란젤로의 다비드상 그림 5-3B도 마찬가지이다. 전체적인 자세가 오른쪽으로 기울어 척추측만증, 어깨 통증이 발생할 확률이 높다.

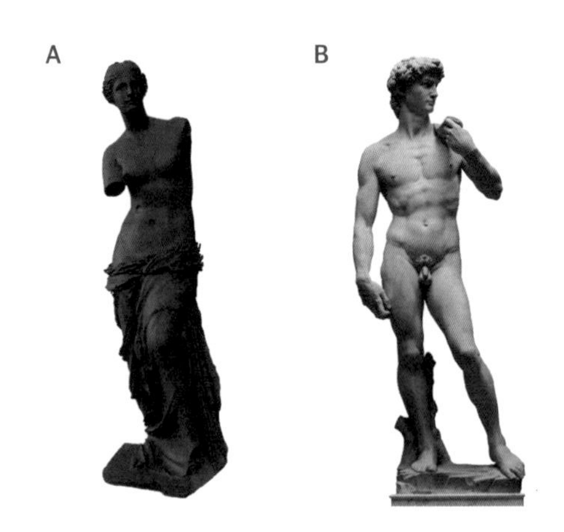

그림 5-3 A 밀로의 비너스 B 미켈란젤로의 다비드상

(2) 신윤복의 미인도

신윤복의 미인도를 보자. '조선 그림의 특징이기도 한 담채의 차분한 아름다움이 짙게 배인 화면의 미학은 주인공이 취한 다소곳한 자세와 가체가 얹힌 잘 빗질된 머리 형태, 정돈된 옷매무새에 의해 더욱 배가 된다'. 이러한 절제된 미가 살아 있는 미인도에서 우리가 주목할 것은 가체이다. 가체는 여성들이 덧 넣는 머리를 지칭하는데, 무게가 상당했다고 한다. 그림 속의 여인은 풍성한 머리로 아름다움을 뽐냈지만, 목과 어깨의 근육통뿐만 아니라 거북목, 척추후만증 등 다양한 증상을 가지고 있을 가능성이 크다. 물론 현재는 가체 대신 장시간 컴퓨터 작업과 무거운 가방이 건강을 위협할 수 있는 요소가 될 수 있다.

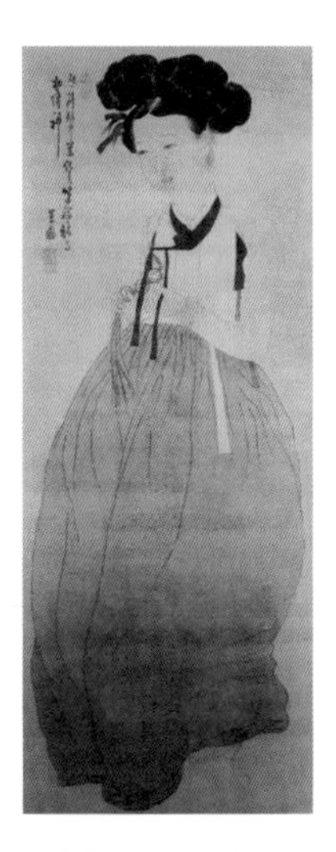

그림 5-4 신윤복의 미인도

(3) 신윤복의 청금상련

신윤복의 작품을 하나 더 보자. 가야금을 들으며 연꽃을 감상한다는 뜻의 제목과는 달리 다른 것에 심취해 있는 양반들을 신랄하게 풍자했다. 하지만 우리는 이 그림에서 양반의 자세를 살펴볼 것이다. 뒷짐을 지고 배를 내밀고 서 있는 그의 자세를 보자. 이러한 자세로 서 있게 되면 복근이 약해지고 허리 척추뼈에 과도한 압박이 가해져 디스크나 척추관 협착증 등의 질환을 유발할 가능성이 매우 높다.

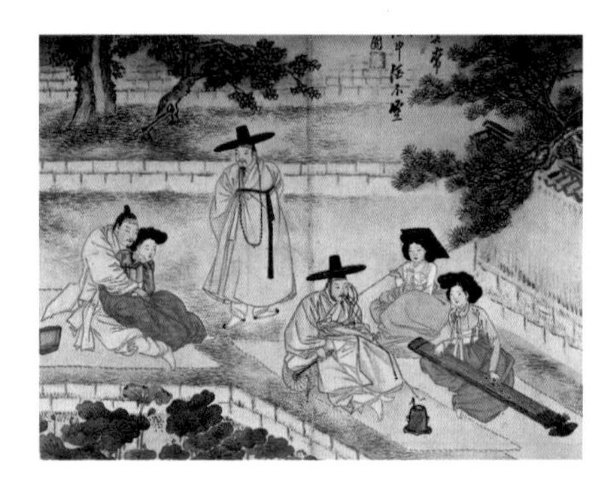

그림 5-5 신윤복의 청금상련

이렇게 스탠딩을 동·서양 예술작품을 통해 다소 엉뚱하게 풀어보았다. 이를 통해 독자들이 바른 자세에 대해 다시 한번 익히고 꾸준한 운동으로 건강을 유지하기 바란다.

7 시선과 스탠딩

똑바로 서서 움직일 수 있는 생명체는 사람 밖에 없다. 물론 강아지도 두 발로 서 있을 수도 있고 미어캣도 서서 사방을 관찰하지만, 일상생활을 서서 하지는 않는다.

밸런스 스탠딩 시 눈은 어디를 바라보아야 할까? 정면을 응시하되 약간 위쪽, 즉 전방 15° 상단을 바라보는 것을 추천한다. 다시 말하면 그냥 정면을 응시하되 살짝 먼 곳을 쳐다본다는 느낌이면 틀리지 않다. 우리의 시선에 따라 스탠딩은 변화한다. 내가 바라보는 것에 따라 내 몸의 자세가 바뀐다는 것을 확인해 보자. 서 있는 자세에서 그냥 천장을 바라보자. 위를 쳐다보면 목뼈는 뒤로 구부러지고, 바닥을 내려다보면 앞으로 구부러진다. 목만 움직였는가? 아닐 것이다. 가슴과 배, 그리고 등이 함께 움직이는 것을 느낄 것이다. 결국은 발가락까지 영향을 받게 된다. 몸은 가만히 있는 것 같아도 끊임없이 움직인다. 눈도 마찬가지이다. 목표점을 쳐다보고 있다고 하더라도 내 시야에 무엇인가가 들어오면 눈은 자동적으로 그것을 확인한다. 야구공 하나가 내 앞으로 다가온다고 생각해 보자. 확인하는 순간 무의식적으로 피하던지 잡으려고 할 것이다. 만약 나와 관계없이 저 먼 곳에 있다면 그냥 쳐다볼 수도 있다.

일상 생활에서 밸런스 스탠딩만 하고 지낼 수는 없기에 지하철에서 책을 보거나 핸드폰을 보고 있다고 생각해 보자. 이 때는 시간 간격을 두고 시선을 먼 곳으로 보면서 밸런스 스탠딩을 한 번씩 취해본다. 이러한 변화는 몸에 새로운 자극을 주어 기존의 잘못된 동작으로 굳어진 몸과 순환을 개선시켜 건강한 흐름을 이끌어 낸다. 몸은 아주 미묘해서, 적은 자극으로 몸 전체를 바꿀 수 있다.

8 물만 먹고 사나요? - 물과 순환 그리고 면역

우리가 치료를 받거나 운동을 하는 등의 활동을 하는 가장 큰 목적은 인체의 조직들을 움직여 몸을 건강하게 만들기 위함이다. 운동과 치료를 통해 잘못된 구조를 되돌리고 근육을 회복시키는 것은 혈액순환을 정상화시킨다. 혈액순환은 모세혈관과 정맥의 교환, 순환과 관계가 깊고, 이것은 결국 림프의 순환에 큰 영향을 미치게 된다. 다양한 정보와 매체들을 통해 요즘은 일반 사람들도 림프와 면역이 서로 관계가 깊다는 것을 잘 알고 있을 것이다. 림프는 인체의 곳곳에 위치하며 노폐물이 쌓이면 그 노폐물들을 정맥순환과 함께 심장을 거쳐 순환 또는 해소시키는 시스템으로 가게 된다. 이때 노폐물이라고 함은 죽은 세포들과 세균, 염증세포 등을 말한다.

노폐물은 정맥순환 전에 림프절이라는 림프가 모이는 곳으로 모여진다. 이곳에는 세균, 염증, 바이러스를 없애는 대식세포가 있어 우리 몸의 면역을 관리하는 데 큰 역할을 담당한다. 이렇듯 면역과 관련이 깊은 림프는 순환의 개선이 일어나면 몸을 정상화, 또는 강화시키려는 좋은 변화를 일으키게 된다. 림프의 순환은 혈액과 림프액이라는 액체로 움직이는데, 림프액의 대부분은 수분이다. 그렇기 때문에 몸의 회복은 적절한 수분을 제공하는 것으로부터 시작된다고 할 수 있다. 수분 섭취가 그만큼 중요한 것이다. 수분 섭취가 건강 회복의 시작이라는 것을 잊지 말자. 정수기를 발견했을 때 지나치지 말고 적은 양의 물이라도 조금씩 자주 마셔 보자. 실천하기 전과 후의 변화는 스스로 느낄 수 있을 것이다.

스탠딩 자세 또는 여러 동작을 반복하는 것은 혈액 순환에 큰 도움이 되고, 이와 함께 적절한 수분 섭취는 인체의 순환을 더욱 효율적으로 할 수 있게 만든다.

1일 수분 섭취량

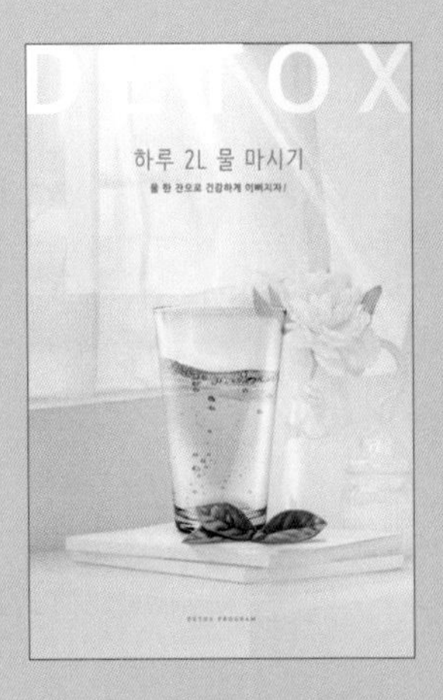

일반인: 1.8~2 L

운동을 즐기는 일반인: 2~3 L

아마추어 및 스포츠 선수: 3~4 L

수분 손실에 따른 인체의 변화

체중의 1%: 갈증

2%: 갈증의 심화, 막연한 불쾌감과 중압감, 식욕 상실

3~4%: 운동 수행 능력 감소, 소변량 감소, 입이 마름, 구토감, 무력감

5~6%: 체온 조절 능력 상실, 맥박의 증가, 호흡의 증가, 정신 집중 장애

8%: 현기증, 혼돈, 극심한 무력감

10%: 근육경련, 눈을 감은 상태에서 균형감각 상실

11%: 열사병 상태, 사망 초래

수분 보충 지침

운동하기 30분~1시간 전에 물을 300 cc (종이컵 2잔) 정도 마시고, 운동 중에 한 번에 많은 양을 섭취하지 않으며, 15~20분마다 150~200 cc 정도씩 규칙적으로 마시는 것이 좋다.

출처: 삼성서울병원

9 자세근과 운동근

우리 몸을 움직이는 근육은 크게 몸을 지탱하는 자세근과 팔다리를 움직이는 운동근으로 나눌 수 있다. 혈액 공급에 따라 적색근과 백색근이라고도 한다(그림 5-6 참고). 자세근은 지구력을 담당하는 근육으로, 오래 뛰는 장거리 육상선수들은 좀 더 튼튼한 자세근을 필요로 한다. 바른 자세를 '오래' 유지하기 위해 자세근의 근력이 반드시 필요한데, 서 있는 자세를 유지하기가 너무 힘들다면 자세근의 약화를 의심해 볼 수 있다.

자세근의 또 다른 중요한 역할은 운동근이 제대로 작용할 수 있게 받쳐주는 것이다. 수학을 잘하기 위해서는 덧셈과 뺄셈이 기본이 되어야 하듯이, 우리 몸에서의 기본인 자세근(적색근)이 튼튼해야 한다. 운동근은 단어 그대로 움직임을 위한 근육이며, 이 근육들이 수축하면 팔, 다리를 움직이게 된다. 아프지 않기 위해서는 이 두 근육의 균형이 매우 중요하다 그림 5-7 . 어느 한 쪽이 너무 강하거나 약해지면 디스크, 오십견 등의 근골격계 질환에 걸리게 된다.

정리하자면 자세근(적색근)은 엄청난 힘을 낼 수 없지만 오랫동안 힘을 사용할 수 있으며, 운동근(백색근)은 큰 힘을 낼 수 있지만 빨리 지치는 근육이다. 바른 자세를 유지하기 위해서는 폭발적인 힘을 필요로 하지 않는다. 따라서 디스크 등으로 아픈 환자는 자세근 운동을 해야 한다. 치료를 위해 혼자 헬스장에서 열심히 웨이트 트레이닝을 하다가 간혹 더 아파지는 이유가 여기에 있다.

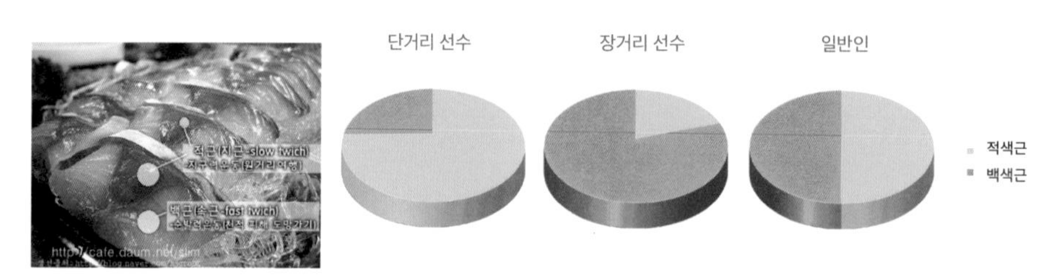

그림 5-6 자세근(적색근)과 운동근(백색근)

그림 5-7 유형별 자세근, 운동근 비율

⑩ 세 살 스탠딩 여든까지 간다 - 스탠딩과 자세의 중요성

이 책은 계속해서 자세의 중요성에 대해 이야기한다. 불편함 없이 지내기만 하면 되는데, 왜 밖으로 보이는 자세를 강조할까? 한 가지 자세를 유지한다는 것은 단순히 자세를 유지하는 것이 아니다. 모든 근육들은 함께 일을 하고 있고, 뼈와 관절과 인대들과 신경들이 협조를 하고 있다.

습관적인 자세는 시간이 지나면서 결과를 가지고 온다. 바른 자세는 건강을 가져오지만, 바르지 못한 자세는 통증과 변형을 가져오고, 움직임에 문제를 발생시키며, 근력과 유연성을 감소시킨다. 특정 근육이 줄어들게 되면, 연결되는 다른 근육이 늘어나게 되거나 다른 기전을 통하여 보상을 하는 무엇인가가 생겨난다. 그렇게 지내는 하루가 시간이 지나 1년이 되고 10년이 된다. 구부러진 자세로 10년을 지내게 되면 반드시 탈이 난다. 다양한 고통이 삶을 힘들게 한다. "발이 얼음 위에 둥둥 떠 있는 것 같아요", "하루라도 아프지 않고 지내 봤으면 좋겠어요", "사는 것이 정말 힘들어서 죽고 싶어요", "허리를 펴고 싶은데 펴지지가 않아요"

삶을 살다보면 중년이 되고 노년이 된다. 건강한 노년을 위한 기본이 바로 밸런스 스탠딩이다.

11 스탠딩과 심장 건강

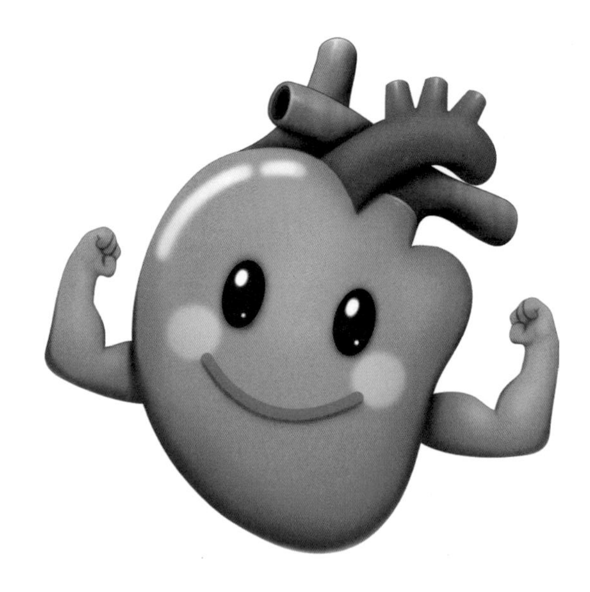

유럽 심장저널 「July 30 issue of the European Heart Journal」에 따르면, 앉아 있는 시간을 줄이고 서 있는 시간을 늘리면 혈당, 콜레스테롤, 체중을 줄일 수 있다고 한다. 이것은 결국 심장질환을 줄일 수 있다. 성인 700명을 대상으로 앉아 있기, 서 있기, 천천히 걷기, 빠르면서 힘들게 걷기까지의 활동 시간을 측정한 결과, 앉아 있기의 시간이 많은 경우 심장질환의 위험요소를 악화시켰다. 매일 2시간 이상의 앉기는 체중 증가, 허리사이즈 증가, 혈당 증가, 콜레스테롤 증가를 일으켰다. 그러나 2시간 이상의 걷기는 이 모든 것을 감소시켰다. 단순히 2시간 동안 서 있는 것이 혈당과 콜레스테롤 수치를 감소시킨 것이다.

신체활동과 건강저널 「Journal of Physical Activity and Health」에 따르면, 앉아 있는 동안에는 시간당 80칼로리를 소모하는 반면, 서 있기는 88칼로리를 소모한다고 한다. 큰 차이는 아닌 것 같지만, 서서 일하는 것은 앉아서 일하는 것에 비해 어깨 통증, 요통, 심지어 암의 발생률까지 낮출 수도 있다.

2,600명의 60세 이상 성인을 대상으로 일상 습관이 심장질환의 위험에 어떤 영향을 주는지 살펴본 연구도 있다. 하루 3시간 이하로 앉아 있었던 사람들은 7시간 정도 앉아 있었던 사람에 비해 심장질환으로 사망할 확률이 33% 미만이었다.

7,000명 이상의 20세에서 79세 성인을 대상으로 서 있는 시간과 비만을 조사하였다. 이때 BMI, 허리둘레, 신체 지방 분포 등을 기준으로 삼았다. 기본적인 신체활동의 기준을 넘어서고 활동 시간 중 1/4 또는 3/4이 서 있기로 채워진 사람들은 비만의 확률이 각각 57%와 64%로 낮다는 것을 알 수 있었다. 서 있기가 체중을 감소시키는 직접적인 원인을 증명하지는 못하였지만 우리의 건강을 증진시킬 수 있다는 것을 보여준 연구이다.

물론 하루 종일 서 있기를 해야 하는 일은 오히려 심장질환의 발생률을 높인다는 연구들도 있다.

이러한 연구들을 바탕으로 우리가 취해야 하는 것은 적절한 수준에서의 올바른 자세로 서 있는 밸런스 스탠딩이다. 계속 앉아서 일을 하던 사람이 갑자기 하루 종일 서 있기를 하는 것은 바람직하지 않다. 30분에서 50분 정도씩 서 있기를 시행하면서 그 시간을 조절하는 것이 필요하다. 버스나 지하철을 기다릴 때, 옷을 접거나 TV를 볼 때, 식사를 기다릴 때, 핸드폰을 사용할 때 밸런스 스탠딩을 하자.

⓬ 대사증후군

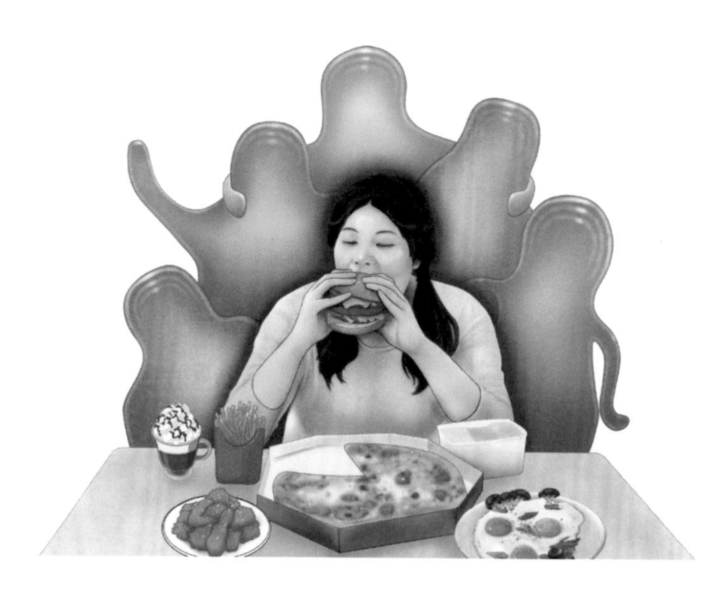

대사증후군이란, 여러 가지 신진대사와 관련된 질환이 함께 동반된다는 의미에서 만들어진 용어이다. 만성적인 대사장애로 인하여 내당능 장애(당뇨의 전 단계, 공복 혈당이 100 mg/dL보다 높은 상태, 적절한 식사요법과 운동요법에 의해 정상으로 회복될 수 있는 상태), 고혈압, 고지혈증, 비만, 심혈관계 죽상동맥 경화증 등의 여러 가지 질환이 한 개인에게서 한꺼번에 나타나는 것을 대사증후군이라고 한다. 아래의 기준 중 세 가지 이상이 해당되면 대사증후군으로 정의할 수 있다.

(1) 허리둘레: 남자 90 cm, 여자 80 cm 이상

(2) 중성지방: 150 mg/dL 이상

(3) 고밀도 지방: 남자 40 mg/dL 미만, 여자 50 mg/dL 미만

(4) 혈압: 130/85 mmHg 이상 또는 고혈압약 투약 중

(5) 공복 혈당: 100 mg/L 이상 또는 혈당조절약 투약 중

대사증후군은 규치적인 운동과 식습관 조절을 통해 충분히 관리할 수 있다. 풀무원에서 출간한 『대사증후군 잡는 211식단』에서는 한 끼 전체의 1/2를 채소로 하고, 1/4을 단백질 식품, 나머지 1/4은 통곡물로 담아 많이 씹고, 천천히 먹는 방법을 소개하고 있다. 즉, 채소 : 단백질 식품 : 통곡물 = 2 : 1 : 1 비율이 되게 식단을 구성하라고 추천하고 있다. 이 방법이 어렵다면 당 섭취(믹스커피, 주스 제품들)를 줄이는 것도 좋은 방법이다.

규칙적인 운동을 함께 해준다면 대사증후군 예방에 더욱 효과적이다. 아래 QR코드로 연결된 스트레칭법을 천천히 시행해보자. 오늘보다 내일 더 건강해질 것이다.

⑬ 통증에 대하여

통증은 유쾌하지 않거나 불편한 감각이다. 통증을 좋아하는 사람은 없지만, 살아가는 동안 누구나 반드시 경험하게 된다. 통증은 좋아하고, 싫어하는 감정의 영역에 해당된다. 그래서 내가 겪는 통증을 남에게 설명한다는 것은 쉬운 일이 아니다.

사람의 몸은 모든 것이 연결되어 있다. 연결된 모든 것을 해석하고 조절하는 것은 '뇌'의 기능이다. 통증을 느끼는 감각은 피부, 피하조직, 근육, 근육막 등 모든 곳에 분포하고 있다. 탁자에 다리가 부딪혔을 때 생기는 기계적인 자극에 의해 몸은 반응하게 된다. 몸 속의 화학적인 문제가 통각신경을 자극하여 활동하게 만든다. 내가 겪는 통증은 그냥 그것으로 끝나는 것일까?

10대 때 다쳤던 발목이 40대가 되어 아프다고도 하고, 출산 후 관리를 잘 하지 못하여 허리가 계속 아프다고도 한다. 기억에 있는 통증이다. 주어진 자극은 그냥 끝나는 것이 아니라 신경의 전선을 따라 '뇌'로 이어지게 된다. 뇌로 연결되는 신경 통로는 크게 세 가지로 나눌 수 있다. 통증을 알게 하는 영역, 감정의 영역, 기억의 영역이다. 통증은 사람을 우울하게 만든다. 비가 오기 전 구름이 잔뜩 끼어 있는 회색의 하늘처럼 우리 몸 역시 그런 상태가 되는 것이다. 감정의 영역이다. 통증은 희한한 경험이다. 외부에서 주어지는 자극은 바로 뇌로 연결되어 있지만 단순한 직선의 형태가 아니다. 1년차 직원이 결재를 올린다고 대표이사에게 바로 가는 것은 아니다. 결재 라인을 따라 단계 단계마다 반려되기도 하고 수정되기도 한다. 물론 급한 서류는 결재 라인을 거치지 않고 중간 관리자의 구두 지시를 받고 실행이 될 수도 있다. 결국은 대표가 모든 것을 총괄하게 된다. 이것이 바로 '뇌'의 역할인 것이다.

살아가면서 생기는 작은 상처들이 있다. 피부에 보이는 상처처럼 근육과 힘줄에도 상처가 조금씩 생기기 시작한다. 몸의 자연 회복력 때문에 저절로 낫기도 한다. 때로는 아프다고 말을 걸면 무시할 때도 있다. 이런 과정을 거치다 어느 수준 이상을 넘어서게 되면 강한 신호를 보낸다. 이때 치료하지 않으면 큰일이 날 것 같다. 방치하면 몸은 기능을 잃을 수도 있다. 운동을 하다 갑작스런 동작에서 무릎의 인대가 나가기도 한다. 별다른 동작도 아니었는데 크게 다치기도 한다. 몸은 계속해서 변화하고 있다. 이 변화를 건강한 상태로 가게 하느냐 아니면 건강하지 못한 상태로 가게 하느냐는 우리의 생활습관과 밀접한 관련이 있다.

올바른 자세는 건강한 습관으로 가는 기초이다.

PART. Ⅳ
글을 마치며

글을 마치며

서 있는 것이 너무 힘든가? 버스가 정류장에 설 때마다 빈 좌석을 찾기 위해 두리번거리는가? 지금까지 살펴봤듯이 서 있는 것은 단순한 동작이 아니다. 우리가 생각한 것보다 훨씬 더 복잡한 메커니즘을 가지고 있다. 발목의 움직임부터 무릎의 근육들, 심지어 시선의 방향까지, 몸 전체가 잘 서 있기 위해서 끊임없이 작용하고 있다. 영국 왕실 근위병이 움직이지 않고 오랜 시간 서 있는 것을 대단하게 여기며 치켜세우는 것을 보면 바른 자세라는 것이 얼마나 어려운 것인지 간접적으로 느낄 수 있다.

서 있기도 힘들지만 바른 자세를 유지하는 것은 더욱 어렵다. 그래서 우리는 더 편하게 서 있기 위해서 짝다리나 배를 내밀게 된다. 하지만 사람들은 이러한 동작들이 몸에 어떤 영향을 주고 있는지 잘 모르고 있다. 무의식적으로 하는 일련의 자세들이 허리뼈와 근육에 과도한 스트레스를 가하게 되고, 디스크, 협착증 등의 근골격계 통증을 유발하게 된다. 이러한 질환은 치료를 진행해도 서 있는 동작을 고치지 않으면 쉽게 완화되지 않는다.

하지만, 이 세상에는 바른 자세보다 더 중요한 것이 매우 많아 보인다. 내일 당장 시험이고, 취업을 위해서는 영어 단어 하나라도 더 봐야 한다. 그래서 우리는 독자들이 원하는 모든 것을 이루기 위해 건강이 걸림돌이 되지 않기를 바라는 마음에서 이 책을 쓰게 되었다. 이 책에서는 '바른 자세'의 중요성을 간과하고 있는 사람들에게 왜 '서 있기'가 중요한지, 무엇이 바른 자세인지, 잘못된 자세는 어떠한 질병을 초래하는지, 건강하게 서 있기 위해 바꿔야 할 생활습관은 무엇인지, 집에서 간단하게 할 수 있는 운동들은 무엇인지를 포함하고 있다.

당신이 지금 책을 읽고 있는 곳은 어디인가? 서점의 가판대? 지하철? 집? 어디에 있든 이 책을 읽고 있는 독자에게 감사의 말을 전하며 항상 건강하기를 기원한다.

참고문헌

01. “[닥터김의 야구컨디셔닝] 오재원, WBC 대표팀의 코어 전도사”, 네이버 스포츠 뉴스(MK 스포츠), 2021년 10월 20일 접속, http://sports.news.naver.com/kbaseball/news/read.nhn?oid=410&aid=0000374544

02. “[안산퍼스널트레이닝, 상록수퍼스널트레이닝, 반월퍼스널트레이닝] 트레이너 JYP의 운동 (적근과 백근의 운동)”, 다음 블로그, 2021년 10월 20일 접속, http://m.blog.daum.net/sizerdark/7

03. “‘빅3’의 뜨거운 비시즌”, 네이버 스포츠 뉴스(서울신문), 2021년 10월 20일 접속, http://sports.news.naver.com/basketball/news/read.nhn?oid=081&aid=0002829381

04. “근육의 종류”, 두산백과, 2021년 10월 20일 접속, http://terms.naver.com/entry.nhn?docId=1184759&cid=40942&categoryId=32319

05. “남자들이 설거지만 하면 허리 아픈 이유, 싱크대에 있다”, 여성신문, 2022년 04월 06일 접속, https://www.womennews.co.kr/news/articleView.html?idxno=212240

06. “대사증후군(Metabolic syndrome)”, 서울아산병원 홈페이지 질환백과, 2021년 10월 20일 접속, http://www.amc.seoul.kr/asan/healthinfo/disease/diseaseDetail.do?contentId=32084

07. “도구 쓰는 손의 진화는 직립보행의 결과일까?”, The Science Times, 2021년 11월 03일 접속, https://w w w.sciencetimes.co.k r/?news=%EB%8F%84%EA%B5%AC-%EC%93%B0%EB%8A%94-%EC%86%90%EC%9D%98-%EC%A7%84%ED%99%94%EB%8A%94-%EC%A7%81%EB%A6%BD%EB%B3%B4%ED%96%89%EC%9D%98-%EA%B2%B0%EA%B3%BC%EC%9D%BC%EA%B9%8C

08. “빌렌도르프의 비너스”, 네이버 지식백과, 2021년 10월 20일 접속, http://terms.naver.com/entry.nhn?docId=976245&cid=46705&categoryId=46705

09. “신윤복 〈미인도〉”, 네이버 지식백과, 2021년 10월 20일 접속, http://terms.naver.com/entry.nhn?docId=1631579&cid=42651&categoryId=42651

10. “싱크대 높이는? 자기키의 1/2+5cm!”, 위키트리, 2021년 10월 20일 접속, http://www.wikitree.co.kr/main/news_view.php?id=223563

11. “워킹화, 런닝화, 트래킹화, 등산화의 차이와 올바른 선택법”, 행복을만드는전략가, 2021년 10월 20일 접속, http://swmh.tistory.com/262

12. “적근(Red muscle = tonic m. fiber) vs. 백근(white muscle = Phasic m. fiber)”, 네이버 블로그, 2021년 10월 20일 접속, https://blog.naver.com/barobonens1/221208049625

13. 지진구. “여성의 하이힐과 스니커즈와 족저압과 접지시간의 발 부위별 비교 연구.” 석사학위, 부경대학교 교육대학원, 2005.

14. “해외문화탐구: 일본-안짱다리편”, 네이버 블로그, 2021년 10월 20일 접속, https://m.blog.naver.com/rspak/221278043887

15. “Can you distinguish Japanese people, Chinese people and Korean people by just observing theirwalk?”, Quora, 2021년 10월 20일 접속, https://www.quora.com/Can-you-distinguish-Japanesepeople-Chinese-people-and-Korean-people-by-just-observing-their-walk

16. “Headaches”, DR. MARTIN SCHMALTZ, 2021년 10월 20일 접속, https://drmartinschmaltz.com/common-condition/headaches

17. “Japanese women’s legs tell of different walk of life”, ABC NEWS, 2021년 10월 20일 접속, http://www.abc.net.au/news/2003-10-10/japanese-womens-legs-tell-of-different-walk-oflife/1491148

18. Int J Environ Res Public Health. 2015 Dec 22;13(1) Standing Up for Learning: A Pilot Investigation on the Neurocognitive Benefits of Stand-Biased School Desks

19. Int J Environ Res Public Health. 2015 Dec 22;13(1). Standing Up for Learning: A Pilot Investigation on the Neurocognitive Benefits of Stand-Biased School Desks

20. J Public Health Manag Pract. 2012 Sep-Oct;18(5):412-5. Using stand/sit workstations in classrooms: lessons learned from a pilot study in Texas

21. J Public Health Manag Pract. 2012 Sep-Oct;18(5):412-5. Using stand/sit workstations in classrooms: lessons learned from a pilot study in Texas

22. PLoS One. 2017 Nov 10;12(11). RAAAF’s office landscape The End of Sitting: Energy expenditure and temporary comfort when working in non-sitting postures

23. PLoS One. 2017 Nov 10;12(11). RAAAF’s office landscape The End of Sitting: Energy expenditure and temporary comfort when working in non-sitting postures

24. The End of Sitting: designed by Rietveld Architecture Art Affordances (RAAAF)